KB146735

미로 속에서

암과 만나다

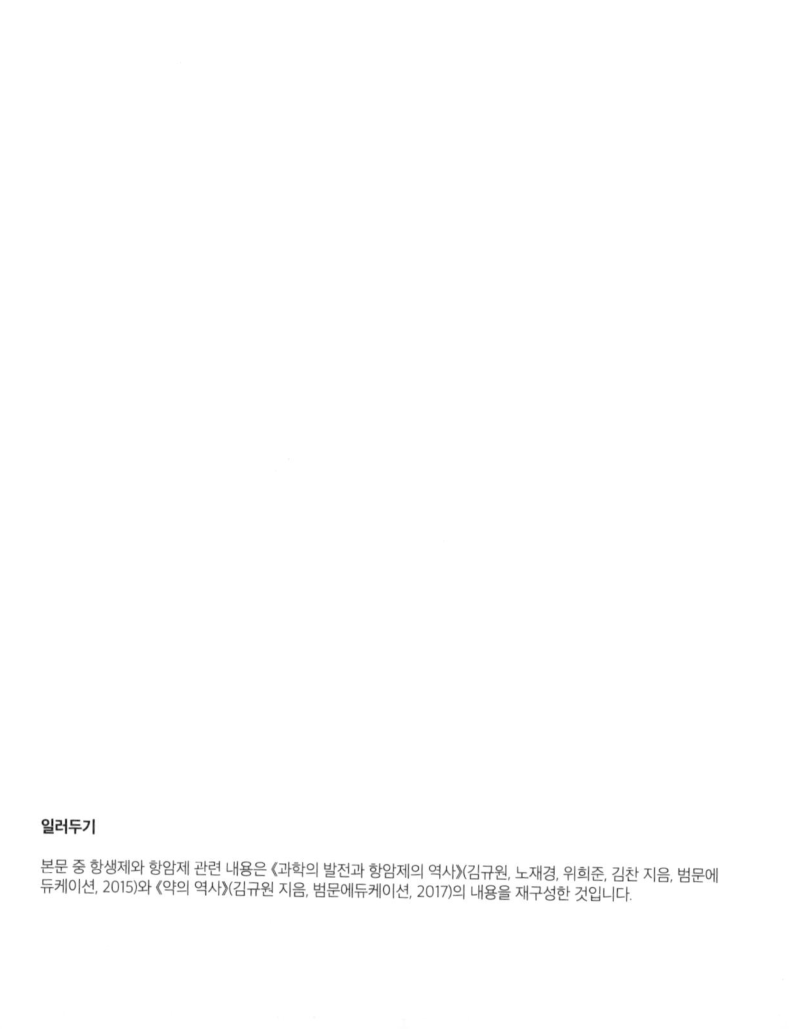

일러두기

본문 중 항생제와 항암제 관련 내용은 《과학의 발전과 항암제의 역사》(김규원, 노재경, 위희준, 김찬 지음, 범문에듀케이션, 2015)와 《약의 역사》(김규원 지음, 범문에듀케이션, 2017)의 내용을 재구성한 것입니다.

미로 속에서

암과 만나다

암과학자의 항암 일지

김규원 지음

담앤북스

차례

| 서 문 |

암과학자에게 암이 찾아오다

나는 지난 35년 동안 꾸준히 암 연구를 하여 온 생명과학자다. 동시에 2006년부터 투병해 온 암환자이기도 하다. 10여 년 넘게 암과 싸워왔지만 암은 아직까지도 미로 속에 있다. 나았다 싶으면 다시 나타나고 겨우 진정시키면 다른 형태로 변모하여 그 그림자를 드리웠다. 내 몸에서 처음 발견될 때도 암은 쉽게 자신의 정체를 드러내지 않을 만큼 좀처럼 알 수 없는 존재였다.

이 책은 그동안 책과 머릿속에만 있던 암이 내 몸의 감정과 감각을 지배하면서, 자신의 모습을 슬쩍 보여준 과정에 대한 개인적인 기록이자 우리 인간이 암을 극복하기 위한 지난 수십 년간의 치열한 노력을 요약한 것이다. 실험실에서 연구의 대상으로 보았던 암을 내 자신의 한 부분으로 맞이하면서 느꼈던 몸과 마음의 변화를 일기 식으로 기술하여 많은 암환자들의 아픔과 고통을 공유하고 싶었다. 그러면서 암학자로서 암과 항암제 연구의 역사를 가능한 한 쉽게 설명하여 암과 항암제의 실체에 일반인들도 좀 더 가까이 다가갈 수 있도록 하였다.

그리하여 암과 죽음의 공포가 드리우는 어둠의 미로에 조그만 빛이 비출 수 있기를....

2020년 봄
관악산 자락에서
김규원

| 1 장 |

암환자가 되다

암 연구를 시작한 후 지난 21년 동안 암의 실체를 파악하기 위하여 무수히 많은 논문을 읽고 학술회의와 세미나에 참석했다. 전문가들의 견해를 듣기도 하고, 스스로 고민하고 생각을 하면서 또 그 실체를 규명하기 위하여 여러 실험도 실제 수행했다. 그러나 그 암은 내 머릿속에서 막연한 관념의 대상일 뿐이었다. 이번에는 달랐다. 암을 내 몸 전체로, 나의 죽음과 직결하면서 맞이하게 되었다.

_본문 중에서

2006. 11. 2 암 진단

코가 막히고 콧물이 많이 나왔다. 비염으로 생각하여 동네 이비인후과에 가 보니 콧속에 물혹이 있다고 하면서 간단한 수술로 제거할 수 있다고 했다. 그래도 주위에서 수술이니까 종합병원에 가서 정밀 검사를 받아보는 게 좋다고 하여 가벼운 마음으로 서울대 병원에서 검사를 받았다.

2006년 11월 2일, 부비동 내시경으로 코 안을 들여다보던 담당의사가 젊은 의사를 불러 속히 조직검사를 하라고 했다. 젊은 의사는 코 안쪽의 조직을 떼어 내면서 80~90퍼센트는 양성이니 걱정하지 말라고 했다. 양성종양으로 용종(polyp)일 가능성이 높다고 했다. 그러나 며칠 후 조직검사 결과는 악성종양(adenocarcinoma in situ)이었다.

2016년 11월 15일, 종양의 크기를 조사하기 위하여 MRI(magnetic resonance imaging, 자기공명영상) 촬영을 하였다. 이 MRI는 자기장을 이용하여 인체 내부의 다각도 단층상을 얻을 수 있는 장비로서 암이 발생한 위치와 크기, 모양 등을 부작용 없이 측정할 수 있는 장비이다. MRI 검사 결과 악성종양이 확실해 보이고 그 크기가 상당히 크기 때문에 3기(T3N0)로 판정이 되며, 빨리 입원하여 수술을 해야 한다고 했다.

갑자기 멍해졌다. 허둥지둥 아내와 친구들에게 알리고 어떻게 해야 할지 상의했다. 하지만 다들 나와 마찬가지로 당황할 뿐이다. 이 암이 얼마나 심각한지, 또 적절한 치료법이 있는지 불투명했다. 갑자기 현실 세계에서 어둠 속으로 튕겨져 나간 것 같았다. 모든 것이 시커먼 암흑덩어리에 짓눌려버리는 것 같았다. 암은 그 시커먼 덩어리 뒤에서 몸을 숨기고 있었다.

2006. 12. 5　수술

MRI 촬영 결과, 오른쪽 코 안의 암 덩어리는 3기에 해당하는 직경 5~6센티미터 정도의 달걀만한 크기였다. 의사는 수술로 암을 제거하기 위해서는 오른쪽 눈부터 치아가 있는 위턱뼈까지를 광범위하게 드러낼 계획이라고 알려주었다.

오른쪽 눈과 윗니가 사라진다니… 그저 멍하게 치과에 가서 위턱뼈 제거 후의 인공 복원을 위한 틀을 맞추었다. 이런 수술을 통해 암이 치료된다면 당연히 해야겠지만 얼굴의 오른쪽 반이 무너진다는 게 너무나 두려웠다.

입원을 하고 수술 전날 저녁, 텅 빈 병원 로비에 앉아 있으니 몹시 추웠다. 날씨도 싸늘했지만, 그 때문만이 아니었다. 가본 적이 없는 미지의 세계로 발을 들여놓는 두려움이 몸과 마음을 더

떨게 하였다. 그 미지의 세계 속에는 암이 죽음과 함께 웅크리고 있었다.

그동안 나에게 암은 연구를 같이하는 일종의 동료와 같은 친근한 존재였다. 그리고 암에 걸린 환자들의 데이터를 살펴볼 때도 암에 더 관심이 가고 환자의 아픔과 고통은 헤아리지 못하였다. 이렇게 동료이고 우군이고 친밀한 느낌까지 들었던 암이 하루아침에 돌변하였다. 나의 죽음과 연결되니 암이 전과 전혀 다른 모습으로 그 실체를 보이기 시작하였다. 머릿속에 있는 오랫동안 쌓아 올린 암에 대한 지식들이 얼마나 허구적인지 암이 펼치는 어둠의 장막 속에 순식간에 파묻혀 버리고 갈 길이 보이지 않았다.

수술 후, 마취가 풀린 다음 눈부터 만져 보았다. 눈이 그대로 있었다. 오른쪽 이와 턱도 그대로였다. 웬일일까? 잠시 후 담당의사가 왔다. 수술 중 시행한 조직검사에서 급속히 자라는 악성미분화암인 '비강상악동 미분화암종(SNUC, sinonasal undifferentiated carcinoma)'으로 판정되어, 수술보다 항암제와 방사선 치료가 효과가 있을 것으로 판단하여 수술을 중단하였다고 한다. 눈과 이가 그대로 있다는 것에 안도하면서도 이 암의 예후가 어떨지 몹시 궁금했다.

SNUC란 무엇인가? 스스로 문헌 조사를 해 보니 극히 희귀한 암이면서 증식 속도가 매우 빨라서, 판정 후 생존 기간이 수개월에 불과한 아주 악성종양이라고 보고되어 있다. 그리고 희귀암이라 그 치료법도 확립된 것이 없다고 한다.

악성미분화암이고 그 치료법도 불확실하니 마음이 두려움으로 가득 찼지만, 한편으로 이 종류의 암이 나와의 인연이 깊구나 생각되었다. 박사학위를 마치고 1985년 5월부터 미국 하버드 의과대학 다나-파버 암 연구소(Dana-Farber Cancer Institute)에서 박사후연구원을 시작하면서 했던 과제가 바로 쥐의 악성미분화암인 기형암종(teratocarcinoma) 세포를 가지고 한 실험이었기 때문이다. 이 기형암종은 극히 미분화 상태이기 때문에 모든 종류의 세포로 분화가 가능한 줄기세포와 비슷한 성질을 가지고 있고 분열 속도가 아주 빨라서 강한 악성을 가지고 있다. 세포들이 분화가 진행된다는 것은, 쉽게 이야기하면 주변 세포들과 상호 의사소통이 일어나서 같이 행동할 수 있는 세포가 된다는 의미이다. 즉, 피부세포는 주변 피부세포와 같이 움직이고, 근육과 신경세포들도 서로 같이 행동하게 된다. 그런데 분화가 안 되면 주변 세포들과 소통을 하지 않고 독자적으로 스스로의 생존에만 집중하는 세포가 되는 것이다. 이렇게 분화가 잘 안 된 것이 암세포의 특징인데 그중에서도 아주 낮은 미분화 암세포이면 맹렬하게 분열하는 악성 정도가 더 심하게 나타난다. 즉, 일반적으로 암의 분화도가 낮을수록 악성이 강하고 분열 속도도 빠르다. 내가 진단받은 암도 분화도가 매우 낮은 미분화 상태고, 분열 속도가 매우 빨라 혈관을 통한 산소와 영양분의 공급을 감당하지 못해 암 덩어리의 일부에는 괴사가 일어나고 있었다. 이런 종류의 암은 희귀하기 때문에 그 치료법이 잘 확립되어 있지 않았다.

지금은 많은 암에 명칭이 있고 체계적으로 분류가 되어 있다. 이렇게 암이 실체화된 것은 19세기 중반부터다. 암은 오래전부터 인류 역사와 함께하였지만 암흑 속에 그 모습을 감추고 있었다. 그러다가 과학의 조명 앞에 그 실상을 보이기 시작한 것은 1850년대 중반 무렵이다. 그 당시 독일의 병리학자인 루돌프 피르호(Rudolf Virchow)가 암흑 속의 암을 과학의 빛 속으로 끌려 나오게 하였다.

1839년 슐레이만과 슈반의 세포설 이후 독일의 병리학자인 루돌프 피르호는 1854년 암을 세포들이 증식하여 생긴 "신생물(neoplasm)"이라고 명명하면서 암이 과학의 영역에 들어오게 되었다(그림1). 피르호는 모든 질병의 발생 장소가 인체의 기본단위인 '세포'라고 가정하였고, 따라서 암환자에서 발견되는 커다란 덩어리의 암도 세포의 이상에 의해 비정상적으로 증식이 계속 일어난 결과라고 생각하였다. 그의 시대를 뛰어넘는 탁월한 식견에 의해 세포를 대상으로 한 질병 연구는 세포 내부의 또 다른 우주, 즉 세포 속의 다양한 물질로 이루어진 소우주를 발견하는 계기가 되었고, 이로 인해 수많은 질병들의 원인이 해명되었으며 그에 따라 암을 비롯한 질병들의 치료약들이 개발되었다.

1854, 암의 세포 유래설 - 신생물(Neoplasm) 명명

"세포는 오직 다른 세포에서 생겨난다"
Omnis cellula e cellula

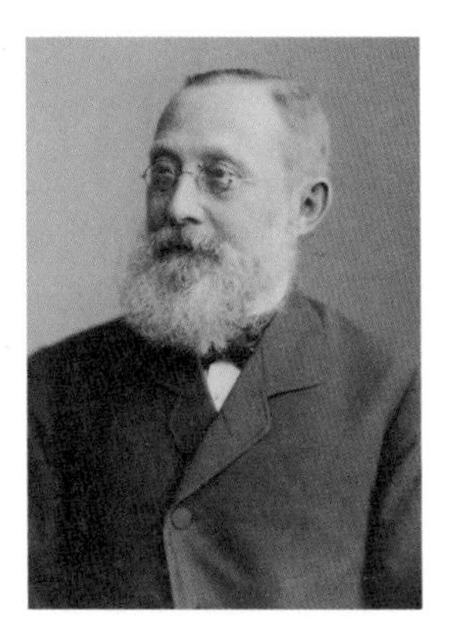

루돌프 피르호 (R. C. Virchow, 1821 ~ 1902)

그림 1 ▶ 암의 세포 유래설 - 신생물 명명

2006. 12. 7

가족

앞으로 몇 개월만 남아 있다니 그사이 무얼 어떻게 해야 하나.

우선 아내에게 내가 가지고 있던 통장과 보험 등을 이야기해 주었다. 가만히 듣고 있던 아내가 갑자기 울음을 터트린다. 아내는 출산 후 오랫동안 류머티즘 관절염을 앓던 사람이라 바깥일은 문외한인데 나 없이 살아나갈 수 있을까?

고등학교 1학년인 딸애한테는 아빠가 암환자란 사실과 그것도 몇 개월 시한부라는 것을 아직 이야기하지 않았다. 무엇을 해야 하나 생각하다가 더 늦기 전에 아내와 딸애에게 각각 유서를 썼다.

예민하고 힘든 고등학교 시절에 아빠가 없어지면 아이가 제 갈 길을 제대로 찾아갈까 하는 걱정과 불안감이 앞섰다. 진로 선

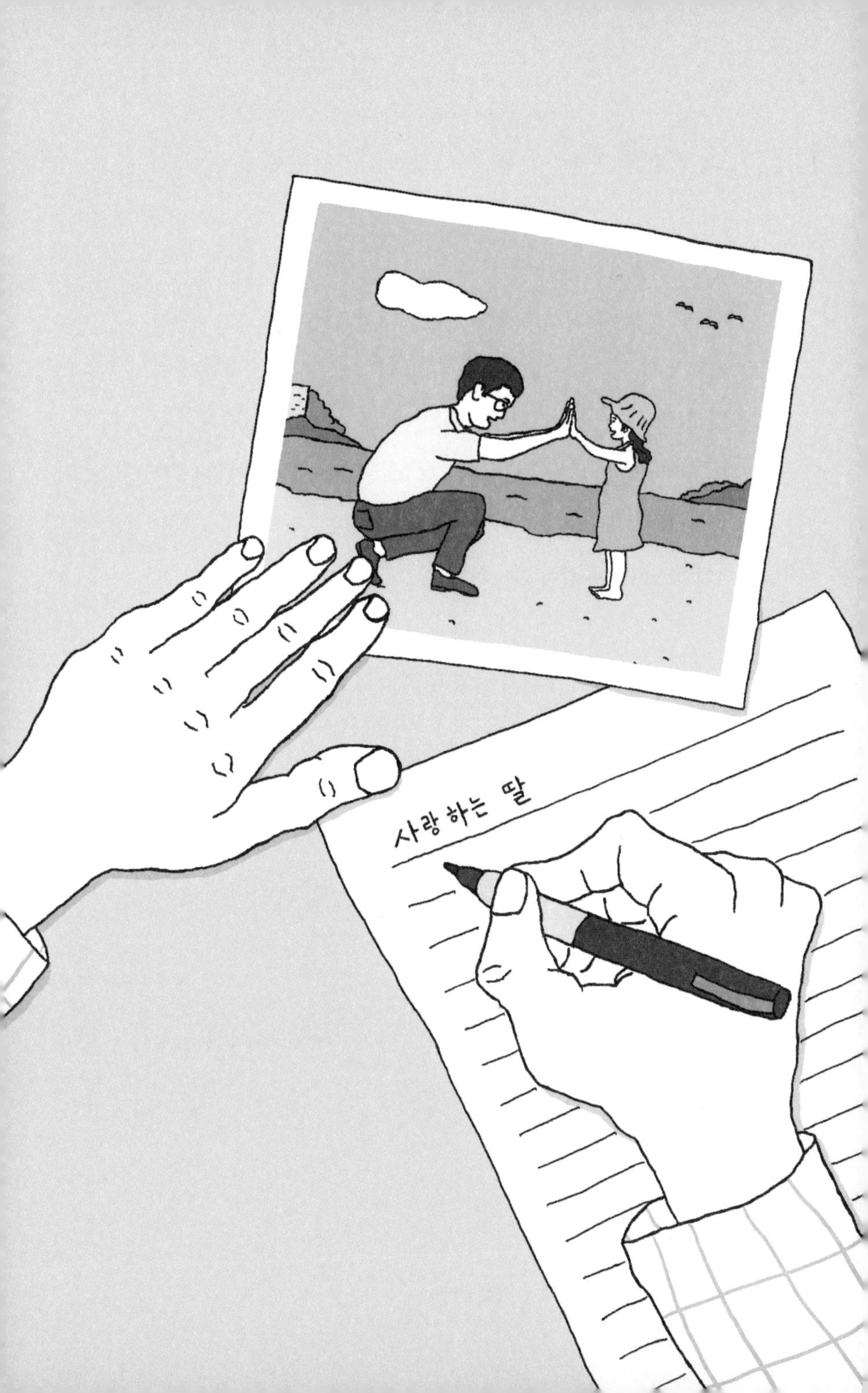
사랑하는 딸

택과 자립에 있어 아직도 많은 보살핌과 도움이 필요할 텐데, 어떻게 해야 하나. 그래도 아빠가 항상 옆에 있다는 것이 큰 힘이 되지 않을까 생각하여, 유서에 이렇게 썼다.

힘들 때나 아빠가 보고 싶을 때 너의 손을 보아라. 너는 손이 유난히 길고 가늘어 내 손과 많이 닮아 있지. 애야, 평소에도 우리, 손이 서로 많이 닮았구나 이야기했으니 내가 말하는 의미를 잘 이해하리라 믿는다. 너의 손에 내가 같이 있으니 힘들거나 위로받고 싶을 때, 눈물이 나거나 보고 싶을 때, 손을 보고 손으로 눈물을 닦고, 얼굴을 감싸고 아픈 데는 어루만지면 그때 내가 같이 있을 거란다.

유서를 쓰고 나니 위안이 조금 되었지만 잠시일 뿐, 온갖 걱정과 두려움으로 또다시 앞이 보이지 않았다. 그저 시커먼 암흑 덩어리가 밤낮으로 짓눌렀다. 희망의 빛은 어디에도 보이지 않았다.

아, 딸애가 대학 갈 때까지라도 살았으면.

2006. 12. 11

오늘은 암 진단을 받은 후 한 달간의 길고도 암울한 상태와 감정 속에서 무기력하게 지내다 항암 치료를 시작하기 위해 병원에 입원하였다.

지난 한 달 동안 단순한 용종에서 악성암을 거쳐 비강상악동 미분화암종(SNUC)이라는 흔치 않은 암종으로, 진단 결과가 계속 나쁜 쪽으로 내려졌다. 그러면서 죽음을 코앞까지 생각해야 하는 순간들이 여러 번 있었다. 특히 분당 서울대병원(2006.12.05)에서 수술 대신 조직검사를 한 결과 SNUC라고 판정되었을 때, 절망스러울 정도로 낙담하여 앞으로 집안일과 학교 일들을 어떻게 정리해야 할까 참담한 심정으로 밤늦게까지 고민했다.

그 후 조직검사를 다시 한 결과 편평상피암(squamous cell carcinoma)의 특징을 일부 보이고 있어 항암 치료에 반응이 나타날 가능성이 있다며 기대를 해 보자고 했다. 이 편평상피암이란 악성암이지만 SNUC보다는 분화가 진행된 암이기에, 세포 분열과 악성의 정도도 덜한 것으로 알려져 있다. 그래서 희망을 가지고 항암 치료를 시작하기로 마음을 먹었다. 항암 치료가 힘들고 부작용 때문에 많은 고통이 따르지만 지난 한 달 동안 진단만 계속 한 형편이라, 두렵기도 하지만 치료가 빨리 시작되기를 고대했다.

이제는 코안의 암 덩어리가 더 커져서 숨쉬기가 쉽지 않았다. 그래서 잘 때는 입으로 숨을 쉬어야 하니 제대로 잘 수가 없었다. 숨쉬기가 살아가는 데 제일 필요한 일인데 암이 이것을 막고 있으니 설핏 잠이 들었다가도 답답하여 깨기를 밤새 반복하였다. 새벽녘이 되자 몸이 몹시 피곤하여 얼른 이 상황에서 벗어나고 싶었다. 하지만 그동안 암을 연구하면서 알고 있던 암에 대한 지식은 전혀 도움이 되지 않았다. 나는 그저 암이 펼쳐 보이는 구렁텅이 속으로 점점 빠져 허우적대는 듯하였다.

2006. 12. 12 1차 치료 시작

항암제 치료를 시작했다. 종양내과 담당교수가 병실에 와서 3회에 걸쳐 고전적 항암제 치료를 할 것이라고 했다. 1회는 2006년 12월 12일부터 12월 17일까지 입원하여 6일 동안 계속 주사로 투여되었다.

항암제들은 암세포에 작용하는 방식에 따라 크게 고전적 항암제와 표적 항암제로 나눌 수 있다. 고전적 항암제들은 대부분 세포 증식에 필수적인 DNA 합성과 복제를 공격 목표로 하여 개발된 약물로써, DNA 전구물질의 합성을 저해하거나 DNA의 복제 과정을 억제하는 기능을 가지고 있다.

표적 항암제는 정상세포와 암세포에 대한 생물학적 이해에 기초하여 특정 단백질을 타깃으로 하여 개발된 것으로, 호르몬성 항암제와 분자표적 항암제가 있다.

나의 몸에 투여될 고전적 항암제들은 도시탁셀(docetaxel), 시스플라틴(cisplatin), 5-플루오로유라실(5-fluorouracil) 3종류라고 했다.

도시탁셀은 주목나무에서 추출한 탁솔(taxol)에서 유래한 항암제다. 이 약물의 개발은 다음과 같이 이루어졌다. 미국 노스캐롤라이나 대학교의 월(M. E. Wall) 등은 1950년대 중반부터 미국 국립암연구소(National Cancer Institute, NCI)의 식물 검색 프로그램에 참여하여 식물에서 분리한 성분들의 항암 효과를 조사하는 역할을 수행했다. 그들은 1967년 태평양 주목나무(*Taxus brevifolia*)의 추출물로부터 세포 안에 있는 튜불린(생물의 거의 모든 세포에 존재하는 미세한 관상 구조물을 구성하는 주요한 단백질)에 결합하여 세포 분열을 억제하는 탁솔을 발견했다. 이 탁솔은 주목나무의 줄기 껍질 부위에 가장 많이 함유되어 있었다. 이후 미국 몬태나 주립 대학교의 식물학자인 게리 스트로벨(G. Strobel)과 화학자인 안드레아 스티얼(A. Stierle) 등의 연구 결과, 탁솔은 주목에 공생하는 곰팡이류인 노둘리스포륨 균(*Nodulisporium sylviforme*)에 의해 합성되는 것으로 밝혀졌다. 이 곰팡이는 숙주식물에서 떨어져 나온 이후에도 계속해서 탁솔을 생산하는 것이 확인되었다.

1979년 미국 알버트아인슈타인 의과대학의 호르위츠(S. B. Horwitz)는 탁솔이 튜불린으로 이루어진 미세소관의 안정화를 일으켜 세포 분열 과정에서 복제된 염색체의 분리가 일어나지 못하여 세포 주기가 정체되는 사실을 발견했다. 또 다른 항암제인 빈크리스틴(vincristine)이 미세소관의 형성을 억제하여 암세포의 분열을 방해하는 것과는 반대로 탁솔은 미세소관이 분해되지 못하도록 하여 세포 분열을 억제하고 결과적으로 세포 자살을 일으키는 것으로 밝혀졌다.

1987년 미국에서 실시한 4년간의 임상시험 결과, 탁솔은 난소암에서 뚜렷한 치료 효과가 관찰되면서 미국 식품의약청(FDA)에 의해 난소암 항암제로 승인되었다. 이후 추가적인 임상시험을 통해 현재 탁솔은 유방암, 폐암, 췌장암, 카포시(Kaposi) 육종 등 여러 고형암에서도 그 효능이 확인되었고 그 유도체들이 개발되어 탁솔과 그 유도체들은 전 세계적으로 가장 많이 처방되고 있는 항암제의 하나이다.

이 탁솔은 희귀한 태평양 주목의 껍질에서 복잡한 정제과정을 거쳐 소량으로 생산되었기 때문에 충분한 양의 치료제를 공급할 수 있는 산업화 연구들이 1980년대 진행되었다. 프랑스의 포티에(P. Potier) 그룹은 1981년 태평양 주목보다 훨씬 흔한 유럽 주목의 잎에서 탁솔의 전구체를 대량 추출하고, 이를 이용하여 여러 유도체를 합성하여 1986년 탁솔보다 두 배 강하게 튜불린에 결합하는 도시탁셀을 개발했다.

도시탁셀은 탁솔보다 수용액에 잘 녹는 장점을 가지고 있으며 다양한 종류의 암 동물 모델에서도 탁솔보다 뛰어난 효과가 관찰되었다. 이후 본격적인 임상시험을 거쳐 도시탁셀은 1996년 유방암 치료제로 미국 FDA 승인을 받았다. 그리고 그 이후에 진행된 임상시험 결과를 바탕으로 유방암, 폐암, 위암, 두경부암, 전립선암의 치료에 사용되고 있다.

탁솔과 도시탁셀은 치료 효과가 우수하였지만 암세포에 흡수된 후 다시 배출되어 항암 기능이 상실되는 단점이 있었다. 이 단점이 극복된 카바지탁셀(cabazitaxel)이 2010년에 개발되어 난치성 암종인 전이성 전립선암 치료제로 사용되고 있다.

내 몸에 투여된 또 다른 항암제는 시스플라틴(cisplatin)으로, 이 약물 역시 현재 암 치료에 널리 사용되는 항암제 가운데 하나이며, 그 발견이 실험실에서 박테리아의 증식과 관련하여 우연히 이루어졌다는 이유로 '암 치료의 페니실린'이라고 불린다.

1965년 미국 미시건 주립 대학교의 생물물리학자 로젠버그(B. Rosenberg)는 박테리아의 증식에 대한 전기장의 영향을 조사하고 있었다. 그는 전기가 흐르는 배양 용액에서 박테리아의 증식이 억제되는 것을 우연히 발견하였다. 이에 흥미를 느껴 추가 실험을 한 결과, 전기장 자체보다 전기장을 일으키는 데 사용된 금속성 전극들의 종류에 따라 박테리아 증식 억제 효과가 달라짐을 알게 되었다. 금속성 전극 중에서도 백금 전극이 효과가 좋았고 이 백금 전극에서 방출된 백금 이온이 배양 용액의 화학 성분과 반응하여 백금 착화합물인 시스플라틴을 형성하였다. 이 시스플라틴은 백금원자가 중앙에 있는 매우 단순한 구조의 화합물이지만 DNA와 교차 결합을 하게 된다. 이 교차 결합에 의해 DNA의 복제를 방해하여 세포 분열을 막음으로써 세균의 증식 억제 작용을 나타내었다.

이러한 시스플라틴의 강력한 세균증식 억제 효과에 착안하여 로젠버그는 암세포의 증식도 차단할 수 있을 것으로 예상하고 항암 효과를 조사한 결과 1969년 생쥐 육종 모델에서 효과적인 암 증식의 억제 효능을 발견했다. 그 후 암 치료제로서의 시스플라틴의 가능성은 미국 뉴욕 메모리얼(Memorial)병원의 아이호른(L. Einhorn)에 의해 시스플라틴과 빈블라스틴(vinblastine), 블레오마이신(bleomycin)과의 복합요법으로 1974년부터 1975년까지 20여 명의 고환암 환자에서 극적인 치료 효과를 관찰하였고, 이들 중 일부는 완치가 된 것으로 추후 밝혀졌다. 이것은 항암제에 의한 고형암 치료의 두 번째 완치의 예가 되었다. 첫 번째 완치는 1956년 메토트렉세이트(methotrexate)에 의한 여성 태반에서 발생하는 융모암(choriocarcinoma) 치료다. 이러한 항암 효능에 의해 시스플라틴은 전이성 고환암 외에도 전이성 난소암, 진행성 방광암, 비소세포성 폐암 치료제로 1978년 미국 FDA의 승인을 받았다.

이 시스플라틴은 현재 위암, 폐암, 두경부암, 난소암, 육종, 고환암, 자궁경부암과 같은 매우 다양한 암종에서 다른 세포독성 항암제와 복합요법으로 널리 사용되고 있다. 시스플라틴은 많은 암에 매우 효과적인 뛰어난 항암제이지만, 구역, 구토 및 신장 독성과 같은 여러 부작용을 가지고 있기 때문에 투여 시 부작용을 줄이기 위해 세심하게 사용해야 한다.

그리고 세 번째 항암제인 5-FU(5-fluorouracil)은 DNA 합성에 필요한 피리미딘(pyrimidine)의 기능을 억제시키는 피리미딘 길항제로서 피리미딘과 유사한 구조를 가지고 있다. 이 피리미딘 유도체 계열의 항암제들은 5-FU의 개발을 시작으로 카페시타빈(capecitabine) 등이 개발되어 임상적으로 사용되고 있다.

이 5-FU는 가장 오래전에 개발된 항암제 중 하나지만 현재까지도 고형암 치료의 일선에서 널리 사용되는 효과적인 항암제다. 1950년대 중반 미국 위스콘신 대학교 암 연구소의 하이델베르거(C. Heidelberger)는 불소치환 생체유기분자가 다양한 생물학적 효능을 발휘한다는 연구에 주목하여 불소치환체인 5-FU를 비롯한 여러 종류의 플루오로피리딘(fluoropyridine)을 합성하여 이식암 동물 모델에서 그 효능을 조사했다. 그 결과 5-FU가 뛰어난 항암 효과를 나타내는 것을 1957년 보고했다.

이후 1959년 하이델베르거는 5-FU의 항암 효과의 작용 기전을 조사하여 5-FU가 생체 내에서 핵산의 합성 과정을 억제하여 세포가 죽게 된다고 보고했다. 그런 다음 다양한 암종에서 임상시험이 실시되어 대장암, 유방암, 위암 등에서 효능이 관찰되어 1962년 미국 FDA 승인 항암제로 등록되었다.

이러한 세 가지 항암제들은 결과적으로 암세포의 분열을 억제시켜 항암 효능을 나타내지만 그 기전은 조금씩 다르다. 즉 시스플라틴은 세포 분열에 반드시 선행되어야 하는 DNA의 복제를 방해하여 암세포가 분열할 수 없도록 한다. 그리고 5-FU는 이 DNA 복제에 필요한 핵산의 합성을 차단시키는 기능이 있어서 결국 세포 분열을 억제 시킨다. 이에 비해 도시탁셀은 세포가 두 개의 딸세포로 나누어질 때 관여하는 미세소관에 작용하여 암세포가 둘로 나누어지지 못하게 하여 세포 자살을 유도한다. 이렇게 세 가지 항암제를 동시에 사용하는 이유는 급속히 분열하는 암세포를 다각도로 무차별 공격하여 효과적으로 암세포를 제거하면서 동시에 항암제의 공격을 피할 수 있는 내성암세포가 출현할 기회를 주지 않으려는 의도이다. 그리고 내 몸의 암은 급속하게 분열하는 미분화암종이므로 이런 항암제들이 효력을 나타낼 것으로 예상되었다.

2006. 12. 13 항암제 투여

세 종류의 항암제를 맞기 시작한 후 하루가 지나자 온몸의 모든 기능들이 막힌 듯했다. 항암제들은 혈관을 타고 다니면서 암세포뿐만 아니라 내 몸의 정상세포들의 분열도 억제시킨다. 혈관 속의 적혈구, 백혈구뿐만 아니라 내 입안부터 뱃속의 장까지 이들 장기의 표피세포들은 지속적으로 분열하는데, 이 세포들도 공격을 받게 된다. 그래서 입안이 헐고, 구역질 등 여러 부작용이 나타난다.

생명의 흐름이 가슴 중간에서 정지된 듯 답답했다. 다행히 소변은 그런대로 배출되었지만 식욕도 없었다. 아내의 권유로 억지로 조금씩 먹었다. 아내도 류머티즘 관절염 환자인데 나를 간호하느라 옆에서 새우잠을 자고 있으니 마음이 몹시 아팠다. 더불어 딸애 생각도 많이 났다.

몸의 고통보다 더 힘든 것이 마음의 부자유였다. 나름대로 마음의 대비를 했다고 여겼지만 평상시와 달리 자유롭지 못했다. 마음이 공포와 불안, 두려움 등 시커먼 덩어리로 막혀 희망의 빛을 비출 여지가 없었다. 그 어둠의 덩어리가 크기를 가늠할 수 없이 그저 빈틈없이 생각, 감정, 감각에 꽉 차 있어 어떻게 해 볼 수가 없었다. 그동안 명상도 하고 흔들림 없이 위기에도 대처할 수 있으리라 자부했으나 암과 죽음이라는 충격은 그대로 몸과 마음을 순식간에 강타하여 현실 세계로부터 튕겨져 나오게 하면서 암흑 속에서 나를 허둥대게 했다.

거기에 더하여 항암제의 독성 때문에 몸의 기능이 점령당하면서 예상치 못한 몸의 변화가 찾아왔다. 이러한 몸의 변화는 극심한 고통을 동반하였고, 그 고통으로 더욱더 위축되었다. 몸의 고통 속에서는 마음의 평온함을 유지할 수가 없었다. 항암제의 공격을 받아 고통을 느끼는 것은 몸인데, 왜 마음도 힘들까? 몸과 마음이 일체라는 것과 죽음의 공포가 이렇게 무겁구나 하는 것을 절감했다. 이 작은 몸뚱어리로부터 자유롭기가 이렇게 힘들다니... 몸의 고통에서 단 한 발자국도 뗄 수가 없었다.

이런 중에도 생성된 모든 것은 언젠가는 소멸한다는 소박한 진리에 한 가닥 희망의 끈을 갖고 이 시커먼 덩어리가 소멸되기를 기다려 보기로 했다. 그러는 동안 여러 악몽이 교차하면서 제대로 잠들 수 없었다.

2006. 12. 14~16 걷기 명상

몸의 기능들은 아직 정지된 듯했다. 그동안 대변을 보지 못해 변비약을 먹고 5일 만에 배변을 했다. 몸의 일부 기능이 약의 도움으로 조금은 되살아나는 느낌이다. 5-FU를 5일간 밤낮으로 쉬지 않고 정맥주사로 맞고 있으니 잠잘 때도 불편하고 깨어 있을 때도 행동반경이 제한되어 복도를 조금 걷거나 병실을 왔다 갔다 할 수밖에 없었다.

1985년 암 연구를 시작한 후 지난 21년 동안 암의 실체를 파악하기 위하여 무수히 많은 논문을 읽고 학술회의와 세미나에 참석했다. 전문가들의 견해를 듣기도 하고, 스스로 고민하고 생각을 하면서 또 그 실체를 규명하기 위하여 여러 실험도 실제 수행했다. 그러나 그 암은 내 머릿속에서 막연한 관념의 대상일 뿐이었다. 이번에는 달랐다. 암을 내 몸 전체로, 나의 죽음과 직결하면서 맞이하게 되었다. 처음 진단을 받고 항암제 치료를 시작하기 전까지만 해도 암은 공포스러웠지만 여전히 관념 속에 있었다. 그러나 항암제 치료를 받고 나자 암은 내 몸의 감각과 느낌, 내 몸뚱어리 속에서 극도의 이질감과 고통 그리고 죽음의 공포로 그 모습을 드러냈다. 단 한 치의 빈 공간도 허용하지 않고 내 전체를 점령해 버렸다. 미로 속에 있던 암이 항암제에 의해 내 몸의 살아 있는 감각과 바로 연결되면서 삶과 죽음, 그리고 생명의 본질과 암이 어떻게 연결되어 있는지를 순식간에 확고히 보여주기 시작한 것이다.

항암제를 투여받는 동안 감기에 걸리면 항암 치료를 지속할 수 없기에 바깥일은 할 수가 없었다. 병실 안에서 그동안 명상 모임에서 배운 천천히 걷는 명상을 시도해 보았다. 걸을 때 [듦-나아감-놓음] 세 단계로 발바닥에 주의를 기울여 가능한 천천히 걸으려고 했다. 처음에는 마음보다 발이 먼저 나가서 서로 움직임이 일치하지 않고 몸의 움직임을 마음이 알아차리지 못했다. 그래서 가능한 한 발의 움직임을 천천히 하려고 노력했다. 이런 과정을 되풀이하자 다행히 마음속을 꽉 채웠던 시커먼 덩어리가 미미하게나마 줄어들고 작은 덩어리의 생각들이 끊임없이 일어났다 사라지는 것을 조금씩 알아차리게 되었다. 마음이 암과 죽

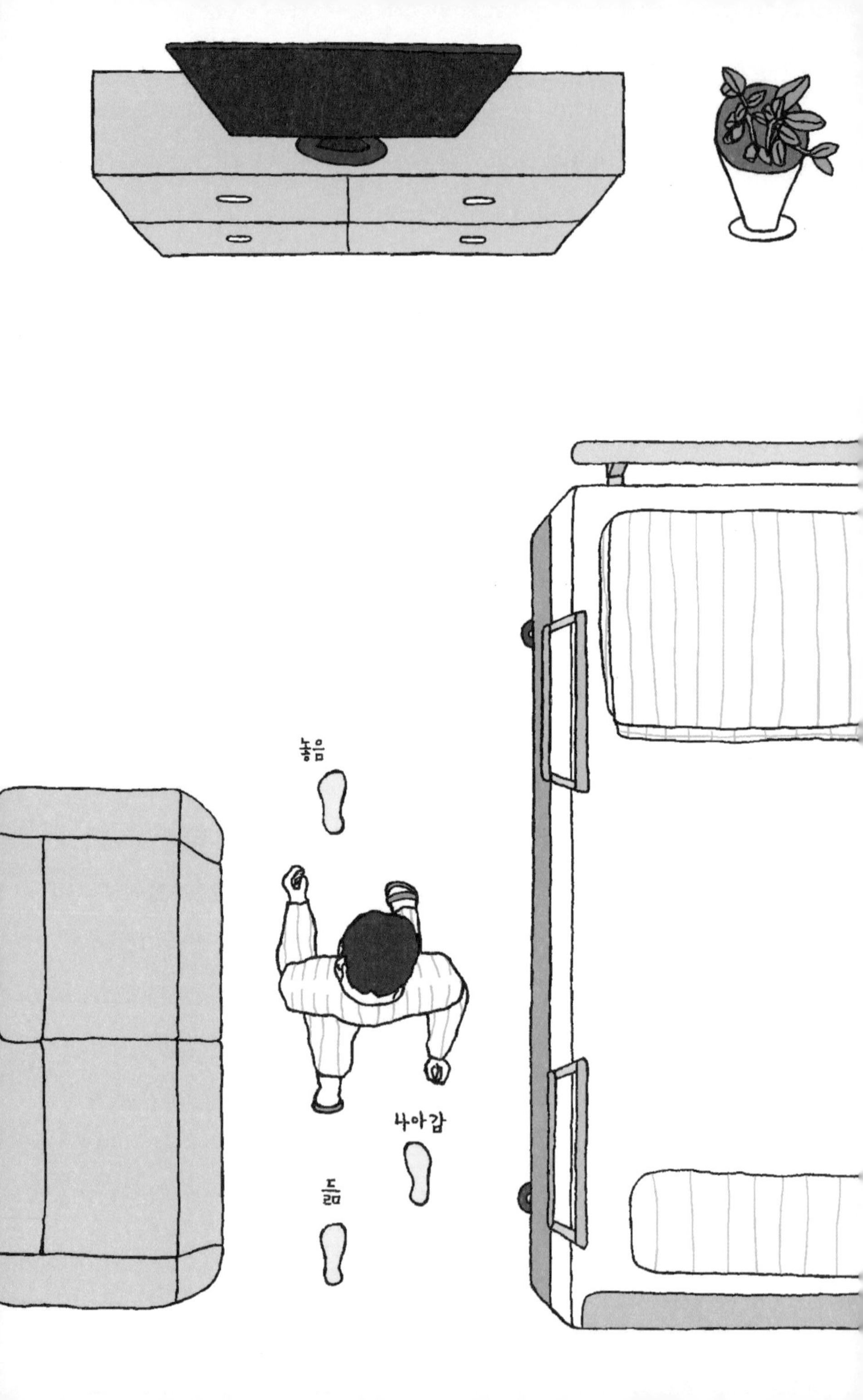
놓음
나아감
듦

음에 강하게 고착되어 얼어붙은 상태에서 이 순간 몸의 움직임에 같이 공명하는 것을 느꼈다. 미약하지만 눈 녹듯 조금씩 흘러감을 깨닫게 된 것이다.

그러는 동안 친구들과 동료, 제자들이 다녀갔다. 입원 생활을 이어 가는 데 힘이 되고 마음의 어두운 면을 많이 해소할 수 있었다. 미지의 암 투병 과정에 홀로 서 있는 것이 아니라는 느낌이 많은 위안과 용기를 주었다. 어둠 속에도 손을 잡아주는 누군가가 있다는 것이 참으로 고맙고 큰 힘이 되었다.

2006. 12. 17 퇴원

저녁 늦게 퇴원을 하였고, 아직까지 치료 효과를 전혀 예측할 수 없는 상태라 마음이 가볍지는 않았다. 하지만 집으로 다시 돌아가 딸애와 아내를 보니 일상으로 돌아온 느낌이다. 오늘부터 이번 겨울 중 가장 추운 날씨가 며칠간 계속 된다고 하니 특히 감기에 걸리지 않도록 조심하라고 한다.

밤 10시경에 퇴원 전 병원에서 배운 대로 스스로 아랫배에 피하주사로 G-CSF(백혈구생성촉진제)를 놓았는데 그 부작용이 몸살 같아 잠을 제대로 잘 수가 없었다. 이 G-CSF는 과립구집락자극인자(granulocyte colony-stimulating factor)로서 백혈구의 생산을 촉진하는 약물이다. 다음 2차 항암제 투여 때까지 몸의 기력이 어느 정도 회복되어야 하고, 특히 백혈구 수치가 기준치 정도까지 올라와야 그 다음 항암제 투여가 가능하다고 하였다.

2006. 12. 21 **명상**

암 진단을 받기 전 다녔던 명상 모임에 모처럼 시간을 내어 참석하였다. 한 시간 정도 좌선과 10분 정도 걷기 명상을 하였다. 코가 아직 막혀 있어 호흡할 때마다 소리가 나서 조용히 명상하는 다른 사람들에게 방해가 되는 듯하였다. 내 스스로도 호흡에 집중이 되지 않았지만 흐트러진 마음에서 일어나는 현상을 그냥 바라보려고 노력하였다.

명상을 본격적으로 시작한 6월부터 앉아 있느라 허리가 아프기 시작하더니 7월에는 통증이 점점 심해졌다. 그 통증의 정도가 좌선에 의해 생기는 근육통 정도가 아니라 잠자기도 어려울 정도로 심해져서 병원에 가서 여러 검사를 하였더니 요로에 결석이 생긴 것으로 판정이 되었다. 다행히 결석이 소변으로 빠져나와 한시름 놓고 호흡 명상에 집중하였는데 9월부터 코에 비염 증세가 나타나서 또 명상 수련을 방해하였다. 그리고는 그 비염 증세가 현재의 비강암으로 진단이 된 것이다. 아마 수행을 더 열심히 하라는 암시인 듯하다.

2006. 12. 26 이사

그동안 살고 있던 아파트의 전세 계약이 만료되어 갱신하려 했는데, 집주인이 와서 자신들이 살 계획이니 비워달라고 한다. 할 수 없이 급히 근처를 물색하여 길 건너편에 있는 아파트로 이사했다. 엎친 데 덮친 격으로 날씨도 춥고 항암제 투여로 몹시 힘들어 계약서에 서명을 할 때 손이 덜덜 떨렸다. 집주인이 이상한 눈으로 쳐다보았다.

이사 중에도 몸이 몹시 피곤하여 근처에 있는 모텔에 들어가 틈틈이 쉬었다. 그래도 제자들이 와서 여러 가지를 도와주어 무사히 이사를 마칠 수 있었다.

이사 후에는 부산대에 있을 때 친하게 지냈던 동료 교수 두 사람이 문병차 찾아와서 같이 저녁 식사를 하였다. 추운 날씨에 먼 길을 마다하지 않고 찾아와서 격려해 준 덕분에 하루 종일 얼었던 몸과 마음이 많이 풀려 훈훈해졌다.

2006. 12. 28 제자들

항암제들이 서서히 빠져나가면서 컨디션이 많이 회복되었다. 오늘은 학과의 박사 최종심사 발표일이다. 우리 방에서는 두 명이 내가 서울대에 온 후 처음으로 박사 졸업생이 되었다. 마지막 단계에 잘 지도해주지 못해 미안하고 아쉬운 생각이 많이 드는데 그래도 다들 제 몫을 잘해주었다. 몸이 괜찮아지는 대로 축하 잔치를 해 줄 생각이다.

실험실 제자들을 보면 주역의 이견대인(利見大人, 훌륭한 이를 만나면 크게 이롭다는 뜻)이라는 문구가 생각난다. 이 문구는 주역의 첫 번째 괘인 건괘를 해석하는 효사로써 일생에 걸쳐 청년기에 "현룡재전 이견대인(見龍在田 利見大人)", 중장년기에 "비룡재천 이견대인(飛龍在天 利見大人)"으로 두 번 등장한다. 즉 청년기에는 훌륭한 스승이나 선배를 만나 이끌림을 잘 받아야 하고, 중장년기에는 훌륭한 제자나 후배를 만나 뒷받침을 받아야 크게 성공

한다는 뜻을 지니고 있다. 내 경우에는 연구 과정 중 우수한 성과를 내고 깊이 있는 연구를 진행한 훌륭한 제자들을 많이 만난 것을 행운으로 여기고 항상 감사하고 있다.

2006. 12. 30 탈모

샤워를 하는데 머리카락이 뭉텅이로 빠졌다. 욕조의 배출구를 꽉 막을 정도로. 머리카락이 순식간에 다 빠져 맨들맨들 한 민머리가 되니 우습기도 하고 암과의 싸움이 이제 본격화된 것을 실감하였다. 그래도 그냥 다닐 수 없어 가발을 주문하고, 오후에 미국에서 잠시 한국에 들른 제자들과 만났다. 헤어진 지가 벌써 10년이 넘었다고 하니 짧은 기간이 아닌데 잊지 않고 찾아와 주니 고맙고, 지난 이야기로 암을 잠시 잊을 수 있었다. 저녁에는 고등학교 동기 모임이 있었는데 나 때문에 장소와 시간을 바꾼 터라 하는 수 없이 참석했다가 결국 감기에 걸리고 말았다. 이후부터는 소금물로 코세척을 하고, 발목까지 따뜻한 물에 담가 몸을 데워주는 족욕으로 감기를 예방하고 있다.

2007. 1. 2 연구

다행히 감기는 가볍게 지나갔다. 내일 2차 항암 치료를 위한 입원에 앞서 혈액과 x-ray(엑스레이) 검사를 했다. 그동안 1차 치료 후 코안에서 짙은 핏덩어리가 계속 나왔는데 그게 암조직이 파괴되어 나온 것인지 알 수 없으나 암 덩어리에 막혔던 오른쪽 콧구멍이 조금 뚫린 것 같다. 그리고 눈물과 콧물 양이 지금은 많이 줄어들어 숨쉬기가 한결 수월해졌다. 그래도 콧물이 계속 흐르고, 코도 막히기 때문에 밤에 잠이 들었다가 다시 깨기를 반복한다. 거기에다가 여러 가지 근심이 겹쳐 밤에 숙면을 취하지 못하여 낮에 소파에 기대어 조금씩 보충잠을 자게 된다.

암 치료가 얼마나 걸릴지 또 그 결말이 어떻게 될지 알 수가 없어서 앞으로 연구실 규모를 줄이고 암혈관 분야에 집중하여, 그나마 연구를 지속할 수 있도록 해야겠다고 마음먹었다.

암세포가 계속 증식하려면 생존에 필요한 산소와 영양분을 혈관이 공급하여야 하므로 암에서는 혈관이 새롭게 많이 만들어진다. 이런 새로운 혈관들을 차단하면 암도 치료할 수 있을 것이라는 것이 암혈관 연구의 목표이기도 하다. 이 암혈관 연구는 1970년대부터 세계적으로 시작하였는데 그 결실로 2000년에 들어와서 혈관생성저해 항암제들이 개발되었다.

암 연구 분야가 워낙 넓고 다양하여 미국에서 열리는 국제암연구학회에 가 보면 참석 인원이 수만 명이 되고, 발표 연제가 수도 없이 많다. 그래서 가기 전에 초록집을 미리 전체적으로 읽어보고 언제, 어느 발표장에 가서 듣고 보겠다는 계획을 면밀하게 세워두어야 학회 참석이 의미가 있을 정도로 그 연구 열기와 다루는 분야가 엄청나다. 그럼에도 불구하고 암은 아직까지 우리 인간의 손아귀에 완전히 들어오지 않았다. 왜일까? 이 의문이 항상 머릿속을 맴돈다.

2007. 1. 3 2차 치료 시작

2차 항암 치료를 시작했다. 다행히 병실을 얻을 수 있어 바로 오후 다섯 시부터 주사를 맞기 시작했다. 담당 교수가 2차 치료 후 3차 치료를 시작하기 전에 CT(computed tomography, 전산화 단층촬영)를 찍어 경과를 보자고 한다. 다행히 의료진을 포함하여 주위 많은 분들이 관심을 가지고 도와주려고 하니 나도 최선을 다할 생각이다.

항암제를 맞으면서 암을 치료할 뿐만 아니라 그 강렬한 세포 독성을 가진 항암제에 의해 내 몸의 여러 노후 조직세포, 지난 55년간 혹사당한 세포와 그 조직들을 새로 교체한다는 긍정적인 생각을 품고 2차 치료를 하기로 했다. 왜냐하면 몸속에서 분열하는 세포들은 암세포가 아니더라도 항암제에 의해 죽게 되므로 내 몸의 많은 세포가 평상시보다 대규모로 급속하게 죽음을 맞게 되고 그 자리를 새로운 세포가 채울 터였다. 따라서 항암제에 의해 내 몸의 노후화된 많은 세포들이 단기간에 교체될 수 있지 않을까. 그러면 오히려 몸에 신선한 자극을 줄 수도 있을 것 같았다. 머리카락도 옛것은 다 빠지고 앞으로 새 머리카락이 자랄 것이다(시간이 흐른 지금 와서 보면 항암제 치료 전보다 머리숱이 더 많아졌으니 이런 내 예상이 맞는 듯하다).

병실에 앉아 있는 시간에 연구 관련 종설논문을 다시 보기 시작했는데 아직 머릿속에 내용들이 선명하게 잡히지 않는다. 그동안 짧은 시간이지만 어둠 속으로 내쳐지면서 연구와 멀리 떨어져 있어서 그런가 보다. 그래도 다른 책을 보는 것보다는 마음이 편하니 오랜 습관 때문인 듯하다.

전공 외의 다른 책으로 소설책을 주로 읽었다. 철학적인 유명 서적이나 암 극복 수기 같은 책들은 읽으면 도리어 마음이 무거워지고 암을 상기시켜 더 보고 싶지 않았다. 소설 중에는 아내가 권한 박완서 작가의 책을 많이 읽었다. 일상을 다루고, 인간이 중심이 된 내용을 긍정적이고 따뜻하게 써 내려간 글들을 읽으면 웃음이 나오기도 하고 내 마음에 드리워진 어두운 면들을 밝고 행복한 손으로 어루만져 주는 느낌이 들었다.

1차 때 한 번 경험해서 그런지 2차 치료 시작 때는 몸의 기능이 막힌 듯한 느낌이 적고, 평상시와 크게 다를 바 없게 여겨졌다. 1차 때는 암과 항암제라는 낯선 공포에 지레 겁을 먹은 것 같기

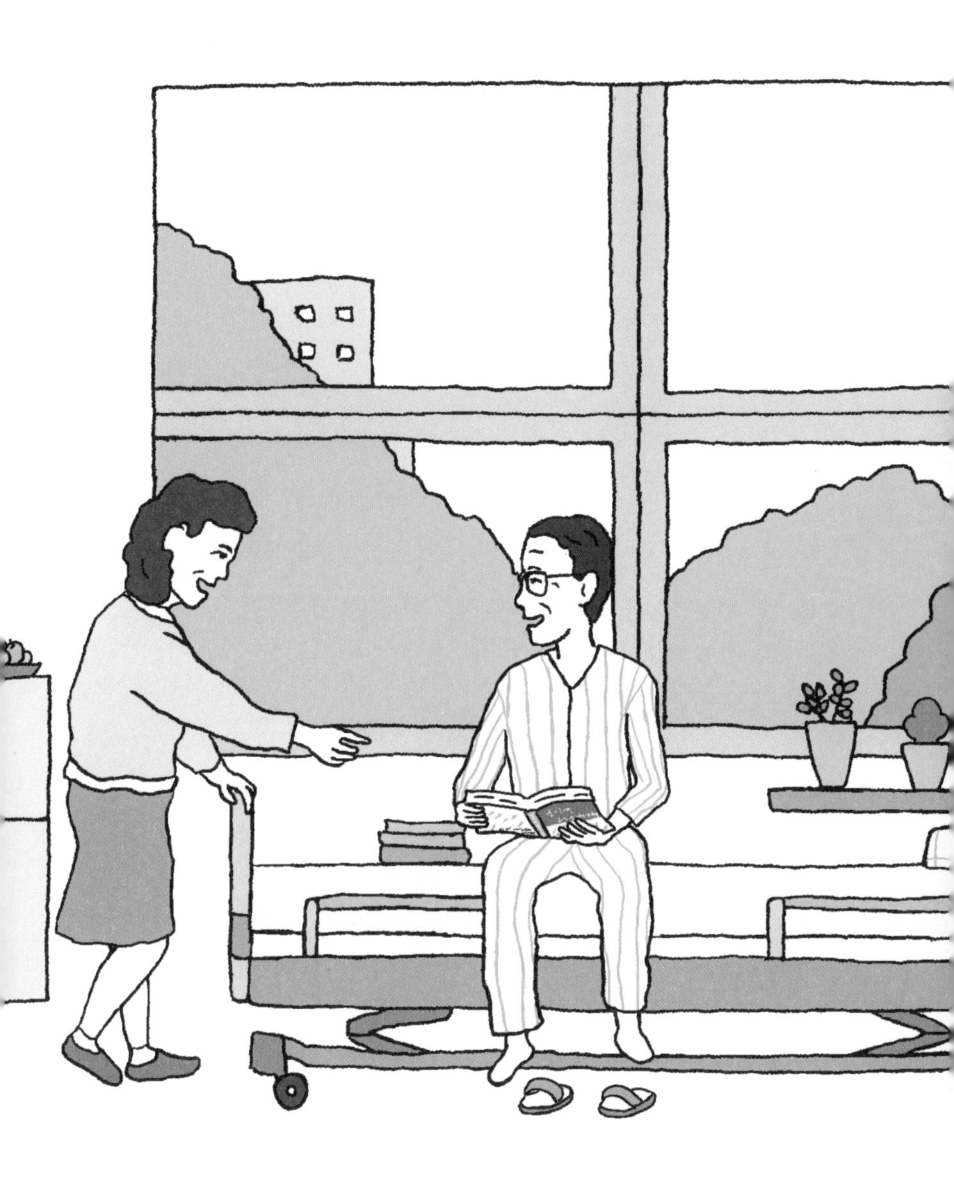

도 하였다. 그러나 밤새 소변을 보느라 잠을 제대로 이루지 못했다. 잠이 오지 않는 동안 호흡과 배의 일어남과 꺼짐에 집중하려고 노력하였으나 그 집중 시간이 아직 길지는 않다. 다만 몸과 감각의 변화에 대해 마음이 따라가지 못하는 부조화를 알아차리는 것이 좀 더 명확해져 마음이 순간적인 평온을 찾곤 했다.

2007. 1. 4

병실에서 치료 과정에 대한 간단한 메모 글을 쓰니 예상과 달리 마음이 차분해지고 집중이 되면서 내면의 생각들이 정리되고 좀 더 뚜렷해지는 것 같다. 이틀째인 오늘부터는 지난번과 비슷하게 항암제의 독성이 나타나기 시작하여 식욕이 많이 줄었다. 병원 음식들에 대해서는 지난번 기억 때문인지 냄새만 맡아도 구역질이 나면서 먹고 싶은 생각이 전혀 나질 않는다. 억지로라도 조금씩 먹어 보자고 결심했다. 항암 치료를 받으니 몸의 기능이나 감각이 나의 의지나 마음먹은 대로 되는 것이 아니고 전혀 따로 작동하는 것 같다.

지난 11월 이후 증세가 심해지고 진단이 나쁜 쪽으로 진행되면서 그동안 매일 제대로 자질 못 했다. 오늘 밤은 2번 정도 소변 때문에 깨긴 했지만 코막힘이나 콧물은 많이 해소되어 방해받지 않고 숙면을 취했다. 2개월 만에 처음인 것 같다.

2007. 1. 5 연구실 제자들

지금 실험실에 있는 제자들이 여럿이 다녀갔다. 그중 한 학생이 진로 문제를 진지하게 상의하고 갔다. 박사과정을 중단하고 석사학위로 마무리하겠다고 한다. 그동안 연구의 진도가 더디고, 결혼을 앞두게 되어 연구에 대한 자신감과 흥미를 잃어버린 듯하다. 내가 실험실에 자주 나갈 수 있어 좀 더 일찍 상의하여 방향을 잘 잡아 주었으면 이런 과정을 무난히 지나갈 수 있었을 텐데, 지금 여러 가지 여건상 그리하지 못하니 안타깝지만 결정한 대로 하라고 했다.

지도교수의 아픈 모습도 이런 결정에 크게 작용한 것 같다. 나를 보고 들어 온 학생들을 제대로 지도하지 못할 때 마음이 몹시 아프고 안타깝다. 그래도 아직 실험실을 굳건하게 지키고 있는 제자들이 있어 무엇보다 고맙고 병실에서도 연구를 이어갈 수 있는 원동력이 되고 있다.

2007. 1. 6

아침에 일어나서 50분가량 명상을 하였다. 호흡하면서 배의 일어남과 꺼짐에 집중하면서 점차 무한히 넓은 사유의 바다에서 무수히 많은 감각과 생각들이 점점이 일어났다 사라짐을 관찰할 수 있었다. 이렇게 끊임없이 일어났다 사라짐을 바라보면서 마음이 어둠의 장막으로부터 상당히 자유로워졌다. 그러나 오후에는 몹시 피곤하고 거의 먹지 못하여 기운이 없어 누워만 있었다.

2007. 1. 7 항암제의 독성

항암제 투여가 계속되니 그 독성이 본격적으로 나타나 아침부터 속이 텅 빈 것처럼 허하고 너무나 기운이 없어 어떻게 하루를 견디나 두려운 생각이 든다. 입안이 헐고 구역질이 나서 음식을 제대로 먹지 못하고, 배설도 제대로 되지 않으니 혈색이 사라지고 얼굴이 창백하면서 누렇게 되었다.

오후 2시경 아내가 와서 같이 구내식당에서 저녁을 억지로 먹고 돌아와서 토마토를 조금 더 먹었더니 그런대로 기운이 나는 것 같다. 9시경 아내가 돌아가고 걷기 명상을 30분 정도 했다. 발의 움직임에 최대한 집중하려고 해도 아직 끈기가 부족하고, 기운이 없어서 그런지 길게 하기가 힘들다. 그래도 이번 기회에 명상 공부를 할 수 있는 몸과 마음의 터전을 충실히 닦도록 계속 노력할 생각이다.

2007. 1. 8 퇴원

6일간의 2차 항암제 치료를 마친 후, 퇴원하여 집으로 돌아가니 자유롭게 걷고 맑은 공기를 마실 수 있다는 것이 얼마나 기분 좋은 것인지 절감한다. 항암제의 고통도 힘들지만, 병실에서의 생활도 무척이나 암담했다. 앞으로 얼마나 이런 생활을 지속해야 하는지.... 결과를 예측할 수 없는 불안감 속에서 병실의 가라앉고도 메스꺼운 느낌이 식욕을 없애고 다른 의욕도 사라지게 하는 게 힘들다. 주사가 늦게 끝나 밤 11시가 넘어 집에 도착했다. 딸애가 반가운 마음을 속에다 넣어둔 채 맞이한다. 며칠 사이이긴 하지만 조금 더 성숙해진 것 같다.

2007. 1. 20 CT 촬영

3차 항암제 치료 전에 CT와 혈액 검사, x-ray 검사를 했다. 이 CT는 X-선을 이용하여 인체의 횡단면을 영상화하는 장비로서 암 분야에서는 암의 유무, 암의 성격 및 범위, 암 치료의 효과 등을 MRI보다 해상도는 떨어지지만 저렴하고 신속하게 판정할 수 있는 장점이 있다. 그 CT 결과가 몹시 궁금했다.

예비 판독 결과, 암 덩어리가 아직 큰 것 같다고 하여 상당히 실망했다. 집에 가서도 실망한 표정이 역력하니 아내가 서두르지 말고 그래도 크기가 조금씩 줄어 나가니 다행으로 생각하고 마음을 느긋하게 가지라고 한다. 보통 때 아내를 보면 세상일에 문외한이라 걱정이 앞서는데, 내가 어려울 때나 성급하게 판단할 때 나의 부족한 점을 일깨워 주니 아이러니한 부분이다. 다시 안정을 찾고 느긋하게 투병하기로 마음 먹었다.

2007. 1. 24

암의 특성: 전이

나흘 뒤 CT의 정식 판독 결과, 암 덩어리가 줄어들고 뇌 조직이나 눈 쪽으로 번져 가지 않았다면서 항암제들이 효과를 나타내고 있다고 하니 안심이 된다. 이 항암제의 공격을 받은 암세포들이 옆의 조직이나 장기로 침윤되거나 전이되지 않을까 걱정되었는데 아직 그런 증후는 없다고 하니 다행이다.

악성암의 가장 큰 특징이 계속 분열하여 증식하는 것과 다른 장기로의 전이이다. 특히 이 전이가 암환자 사망의 주원인이 된다.

암의 전이는 크게 보아 다음과 같이 6단계를 거쳐 이루어진다. 1단계에서 암세포는 계속 증식하면서 주변 조직으로의 침윤 능력을 획득하고, 2단계에서 암세포는 주변 조직들을 통과하여 혈관 속으로 침투하게 된다. 그런 다음 3단계에서 암세포는 혈관 내에서 혈류에 따라 순환하면서 극소수의 암세포가 다른 장기

부위로 이동하게 된다. 4단계에서 암세포는 혈관벽에 붙은 다음 혈관을 빠져나오게 된다. 5단계에는 새로운 장기 조직의 미세환경 속으로 침투해 들어간다. 마지막 6단계는 새로운 조직에서 암세포는 면역세포들의 공격을 회피하면서 세포 분열을 지속하여 암 덩어리를 만들게 된다(그림2).

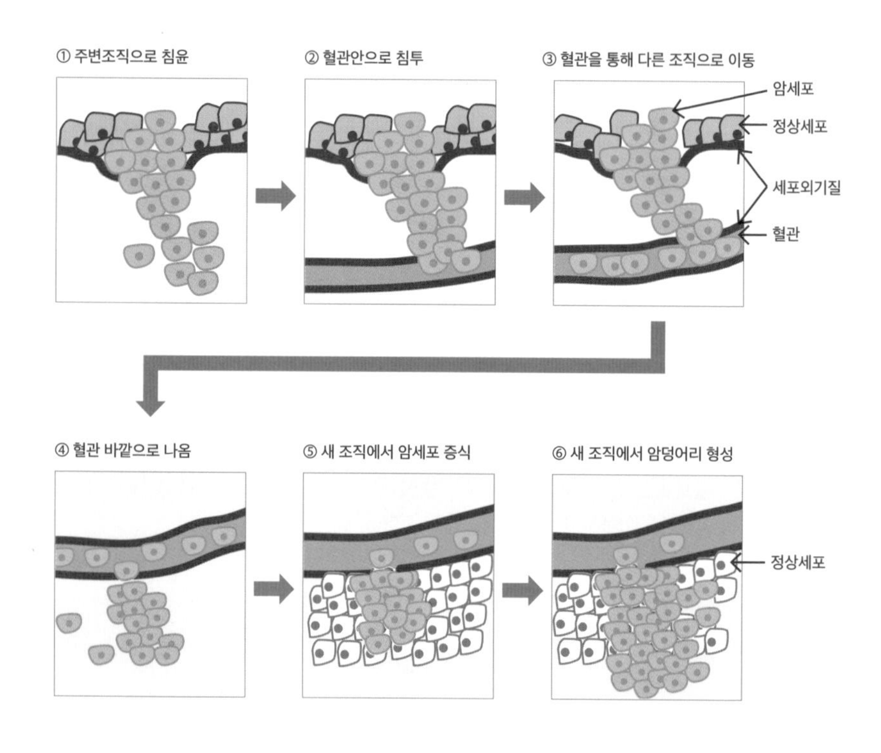

그림 2 ▶ 암세포를 중심으로 본 전이 과정

이런 6단계를 거치는 과정은 암세포로서는 아주 혹독한 생존의 시기이다. 각 단계마다 통과하기가 쉽지 않다. 특히 혈관 속에서는 면역세포의 공격과 아주 빠른 혈류 때문에 혈관 벽에 붙어서 빠져나오기가 지극히 어려운 상황이다. 따라서 이 전이의 과정에서 암세포들은 99퍼센트 이상이 사라지고 1퍼센트 미만의 극히 일부가 살아남아 다른 장기로 이동할 수 있다.

이런 혹독한 과정을 거치면서 암세포가 살아남을 수 있는 능력은 도대체 어떻게 얻어질까? 왜 이렇게 해서라도 살아남으려 할까? 이것이 아직도 암이 가지고 있는 큰 미스터리이다.

전이가 왜, 어떻게 일어날까. 이에 대해 많은 암학자들이 연구를 하여 그 전이 과정과 관련된 인자들이 다수 밝혀져 있다. 그리고 이에 근거하여 항암제의 개발이 시도되기도 하였다. 그럼에도 아직까지 효과적으로 전이를 차단하거나 전이된 암을 치료할 수 있는 방법이 없는 실정이다. 따라서 전이가 되면 암을 치료하기가 매우 어렵게 된다. 이 전이가 암이 아직도 미로 속에 있음을 반증한다. 이 미로는 우리의 생각 영역 바깥에 있다. 우리의 현재 생각 영역을 더 넓힐 수는 없는가.

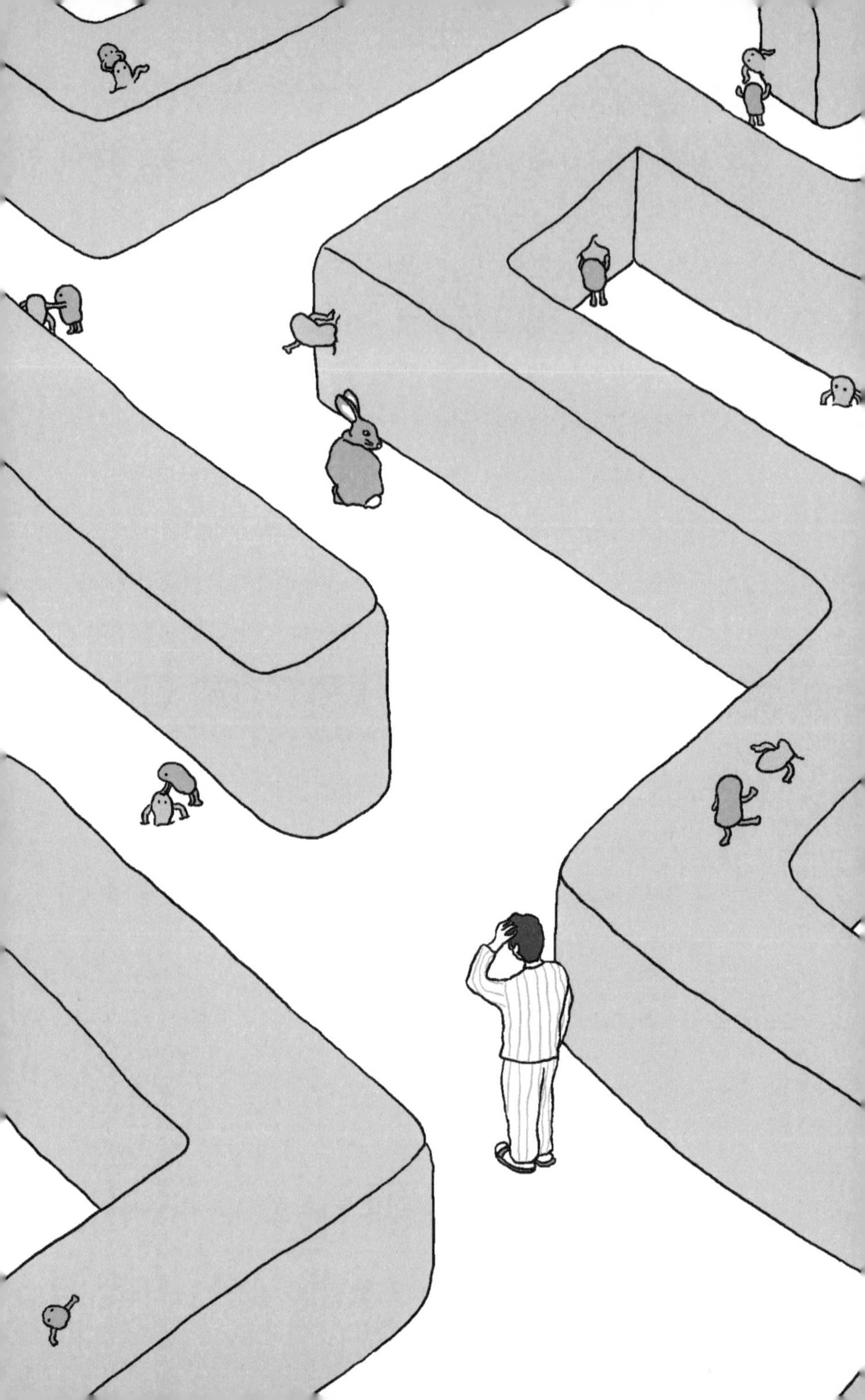

2007. 1. 25　3차 치료 시작

며칠 전 CT 판독 결과에 따라 마음이 크게 요동쳤듯이, 크게 보면 모든 것을 초월하여 태연할 수 있는데 막상 내 몸의 미세한 감각들을 건드려 통증을 일으키고 무언가 몸이 이상해지면서 죽음으로 치달을 수 있다는 생각과 연결이 되면 판단력과 사고의 범위가 극히 좁아진다. 그래서 주변의 말들이나 검사 결과에 쉽게 일희일비하게 된다.

3차 항암제 치료를 위해 입원을 하여 1월 25일부터 6일간 항암제를 투여받았다. 입원하기 전에 계획한 명상 수행 일정표에서 첫날부터 계획대로 진행되지 못했다. 아침 6시 반에 좌선을 하고 피곤함을 느껴 약간 눈을 붙인다는 것이 9시 넘게까지 자고 말았다. 그리고 예상 밖으로 여러 사람들이 찾아오는 바람에 오후부터 저녁 식사 사이의 일정을 계획대로 진행할 수 없었다.

그러나 밤 10시 이후에는 다시 계획대로 좌선과 족욕을 하고 잠자리에 들었다. 좌선 중에는 배의 움직임에 집중하다가 다른 생각이나 느낌이 강하게 나타나면 그쪽으로 마음을 이동하는데, 가능한 한 자연스럽게 마음의 흐름을 관찰하려고 했다. 억지로 한 대상에만 집중하기보다는 그때그때 강하게 나타나는 현상에 관심을 기울여 관찰하고 그 현상이 사라지면 다시 배의 움직임으로 돌아오곤 했다. 이렇게 출렁이는 마음을 계속 바라보았다.

2007. 1. 26

계획대로 엄격히 지켜지지는 않았지만 틈틈이 좌선과 걷기 명상을 했다. 그 사이에 친구가 준 《통찰의 체험》을 읽고 많은 것을 새롭게 깨우쳤다. 이 책은 명상 수행가인 골드스타인(J. Goldstein)이 1987년에 출간한 책으로 끊임없이 일어나는 감정, 생각에 어떻게 대처해야 하는지 명확하게 설명되어 있었다. 단지 면밀히 관찰하라고 한다.

여러 가지 명상법 중에도 나에게는 걷기 명상이 잘 맞았다. 처음에 천천히 걷기 시작하면서 몸의 움직임과 주변의 공기, 환경에 자연스럽게 몸의 감각들이 반응하는 것을 느끼도록 노력한다. 한 시간 이상 걷기를 계속하면 몸과 마음이 공명하면서 몸속에서 잔잔히 일어나는 생명의 힘과 기쁨이 차오르듯 느껴진다. 이 과정은 단순하고도 반복적인 행위이다. 아마도 이 단순, 반복적인 행위가 머릿속의 번잡한 생각들과 끊임없이 일어나는 감정이나 느낌을 따라 멀리 흩어져 나간 마음을 다시 안으로 돌이켜 이 순간의 몸의 움직임에 공명하도록 한다. 그러면 조용하고도 알 수 없는 기쁨과 생명력에 휩싸이게 된다.

이 걷기 명상에 대해서는 나의 친구이자 명상하는 정신과 의사인 최훈동 저자의 《내 마음을 안아주는 명상 연습》에 설명된 바를 소개하면 다음과 같다.

1. 먼저 서 있는 자세에서 팔을 무릎 옆으로 편하게 놓는다.
2. 이른 아침 집 밖으로 나가거나 공기 좋은 곳에서 천천히 거닐어 본다.
3. 하루하루 변해 가는 바깥의 경치와 신선한 공기를 어제와 전혀 다른 느낌으로 받아들인다. 햇빛과 하늘 그리고 흙을 느끼고 신선한 공기를 한껏 마셔 활기를 불어넣는다. 눈앞에 펼쳐진 오늘을 마음껏 느낀다.
4. 목표 지점을 정한다. 어디까지 가서 멈추고 되돌아오겠다는 목표를 세운다. 걸음을 떼기 전 '걷겠다'라는 의도를 자각하고 발바닥 부분에 주의를 모아 걷는다. 한 걸음 내디딜 때마다 분명히 알아차린다. 발바닥이 땅에 닫는 느낌에 주목한다. '왼발' '오른발'하며 한 걸음씩 딛는다.

5. 조금 천천히 걸으면 한 걸음이 들어 올림(듦)과 내려놓음(놓음)으로 보이기 시작한다. 점점 더 느리게 걸으면 들어 올림(듦)-내밂(나아감)-내려놓음(놓음)의 세 단계로 보인다. 알아차리면, 왼발과 오른발이 교차할 때, 한 걸음을 채 딛기 전에 다른 발이 들어 올려짐을 볼 수 있다. 다른 발로 옮겨 가기 전에 잠시 멈추어 지켜본 후 다음 발을 들어올리기 시작한다.
6. 서두를 필요가 없다. 이렇게 하는 목적은 지금 이 순간을 자각하는 능력을 키우기 위한 것이다. 무리할 필요도 없다. 중간에 잡념이 끼어들면 알아차린 순간 잠시 걸음을 멈춘다. 잡념을 잠깐 바라봐 주고 다시 '걷겠다'는 의도와 함께 걷는다. 무리하지 않고 지루하지 않아야 한다. 평소 보지 못했던 풍경을 감상하듯 천천히 걸음을 떼 놓는다. 호흡과 걸음이 하나 되면 걸음이 안정되고 마음도 안정될 수 있다.

2007. 1. 27 항암제 부작용

이번에는 항암제의 부작용으로 딸꾹질이 자주 일어났다. 내일은 어떤 부작용이 나타날지 알 수가 없다. 내 몸의 여러 세포들이 모여 장기와 시스템을 구축하였는데, 어딘가에서 이상이 생기면 그 파장이 다른 장기와 시스템으로 퍼져 내가 지금까지 경험해 보지 못한 현상이 새로운 부작용으로 나타나는 것 같다.

오늘 오후부터는 무척 피곤하다. 2차 때도 그러했는데 3~4일째가 가장 힘든 것 같다. 좌선을 하다가도 피곤함을 느껴 오래 할 수가 없어 일찍 자리에 눕기로 했다. 밤 10시경에 누웠는데 잠이 오지 않고 몸이 불편하여 거의 두 시간 간격으로 일어나 소변을 보고 다시 잠들곤 했다.

2007. 1. 28 항암제의 고통

오늘 아침에는 다시 기운을 차리기 위해 태극권 체조를 하고 좌선을 시작했다. 처음에는 매우 피곤하고 호흡이 안정이 되지 않았는데 계속 일어남-사라짐에 집중함으로써 안정이 되고, 마음속의 부정적인 감정들과 어느 정도 괴리되면서 다소간 자유로움을 느끼게 되었다. 계속 호흡에 집중함으로써 마음속에 일어나는 권태, 게으름, 나태, 피로함을 순간순간 알아차리면, 이런 생각이나 느낌들이 그 순간 사라지면서 몸과 마음이 훨씬 가벼워지고 자유로워지는 걸 느꼈다. 그리고 걷기 명상을 계속 하였다.

*****

3차 투여가 끝날 무렵에는 온몸이 다 아파서 앉아 있을 수도 누워 있을 수도 없었다. 어떻게 해야 좋을지 몰라 병실 안을 조금씩 걷기만 할 뿐이었다. 잘 먹지도 못하고 잠도 잘 수 없으니 이 아픈 감각을 가진 몸뚱어리를 어떻게 해야 하나. 어디 한 군데가 아니라 온몸이, 내장 속까지 꽉 막힌 듯 답답하고 고통스러우니, 항암제 투여가 끝나고 이 고통이 사라지기를 바랄 뿐이었다. 이제 암은 내 몸 전체에 그 모습을 투영했다. 내 몸뿐만 아니라 감각 그리고 감정에까지도 깊게 침투되었다.

이때의 극심한 고통을 지금 상기해 보면 미국 컬럼비아 대학병원의 종양내과 의사였던 싯다르타 무케르지가 쓴 《암: 만병의 황제의 역사》라는 책에 나온 구절이 기억난다.

"호전되지 않으면 내 삶을 끝내줄래요?"

1960년대 어느 암환자가 의사에게 한 말이다. 1960~1970년대에는 지금보다 훨씬 높은 용량의 항암제를 여러 가지 혼합하여 사용한 고농도 복합 화학요법이 성행하던 시절이라 가장 강력하고 가장 지독한 치료법을 사용하던 때였다. 과량의 세포독성 항암제들에 의해 환자의 몸을 죽음 직전까지 내몰아서 암을 치료하고자 하던 시기였으니 그 고통이 얼마나 극심하였을까. 지금은 훨씬 저용량으로 환자에게 나타날 부작용까지도 세심하게 염두에 둔 치료를 받는데도 그렇게 힘들었던 기억이 생생하다.

이렇게 극한의 고통을 동반하는 항암제의 독성은 암세포를 제거하고자 하는 목적을 가지고 있다. 그러나 암세포들은 이런 항암제의 강력한 독성을 극복하여 재발하기도 한다.

왜 암세포들은 이렇게 강력한 생명력을 가지고 있을까? 어떻게 해서 암세포들은 항암제들의 치명적인 공격에도 살아남을 수 있었을까? 그동안의 암 연구와 더불어 이 의문이 계속 뇌리에 맴돌고 있었다. 그러나 다행히 내 마음속 생각은 이런 고통도 언젠가 사라질 것이라는 희망의 끝자락을 잡고 있었다.

이렇게 3차에 걸친 항암제 치료를 하여 암의 크기가 어느 정도 줄어들었고, 몸의 다른 부위로의 전이는 일어나지 않았다. 그 사이 몸무게가 3킬로그램 정도 줄었고, 머리카락도 다 빠져서 가발을 하나 장만해야 했다. 가발을 쓰고 친척 결혼식에 갔더니 여러 사람들이 몸이 좀 말랐다고 하면서 머리를 이상하게 쳐다본다. 그러나 친척들에게 내가 지금 항암 치료를 받고 있다고 이야기할 수는 없었다. 친척들이 알면 그 소식이 어머니에게도 전해질 것이 뻔했다.

여든이 넘은 연세에 거동도 불편하신 어머니에게 장남이 암에 걸렸다는 소식은 큰 충격으로 다가갈 듯하여 어머니께는 비밀로 하기로 마음먹었기에 어쩔 수 없었다.

2007. 2. 27 ~ 4. 13

방사선 치료

내 몸의 암은 아주 빠르게 증식하고 있었다. 증식 억제를 타깃으로 하는 항암제가 효과를 나타내었고, 같은 이유로 방사선 치료에도 잘 반응할 것으로 예측되어 2007년 2월 27일부터 4월 13일까지 방사선과 항암제 병용 치료를 했다.

방사선 치료는 CCRT(computer controlled radiation therapy, 컴퓨터 제어 방사선 치료)라고 하여 30회를 시행하였고, 매주 한 번씩 시스플라틴을 항암제로 투여받았다. 이 CCRT는 코안의 암 덩어리에 방사선이 집중될 수 있도록 정밀하게 설계된 것으로 다른 정상조직에는 방사선의 피해가 적도록 고안된 치료법이다. 이 장비에 누워서 치료를 받을 때마다 낮은 음역의 끼익 하는 소리가 불쾌감을 일으키기도 했지만 암세포들의 비명 소리 같기도 하고 마지막 외침 같기도 했다. 여기에 지난번 항암제 치료에 사용하였던 시스플라틴을 매주 한 번씩 투여하여 방사선 공격을 피하여 혈관 속으로 도망가거나 방사선에 내성을 가진 암세포들이 출현할 경우 이 시스플라틴으로 죽게 할 수가 있다. 시스플라틴은 앞서 설명한 바와 같이 세포 내 DNA 복제를 방해하여 세포 분열을 억제한다. DNA 복제는 세포 분열이 일어날 때 반드시 선행되어야 하는 과정으로써 암세포뿐만 아니라 모든 세포들에 공통적으로 일어나는 현상이다. 세포는 세포막으로 둘러싸인 유기물로서 그 자체가 하나의 훌륭한 생명체로서 작용한다. 예를 들면 단세포 생명체인 박테리아와 같은 미생물들은 하나의 세포로서 온전한 생명체가 되고, 이에 비해 사람과 같은 다세포 생명체들은 여러 세포들이 모여 상호 작용하면서 하나의 생명체를 형성하고 있다.

세포들은 핵심적인 생명 현상이 일어나는 장소로서, 생명 활동의 밑바탕이 되고 있다. 예를 들면 생명의 기본 현상의 하나인 세포의 증식, 즉 세포의 분열이 세포막으로 둘러싸인 세포가 하나에서 둘로 되는 과정이다. 이 세포의 분열이 어떻게 이루어지고 있으며, 그 분열의 시기와 속도가 어떻게 조절되고 있는지가 정상 생명 활동과 여러 질병 상황에서 달라지고 있다. 대표적으로 암의 경우 이 세포 분열이 정상적으로 조절되지 않고 비정상적으로 지속적으로 일어난다는 점이 대표적인 특성 중 하나가

된다.

이번에 사용한 항암 치료는 지난번 3차에 걸친 항암제 치료에도 불구하고 비강 부위에 남아있는 암세포들을 방사선에 의해 집중적으로 사멸시키면서 혈관이나 다른 조직으로 도망간 암세포들은 시스플라틴으로 제거하고자 하는 치료 전략이다. 이렇게 몇 차례에 걸친 강력한 공격에 이 암이 어떻게 반응할지 알 수 없었다. 왜냐하면 내 몸에 모습을 드러낸 암은 악성미분화 종양으로 환자수가 많지 않은 희귀암에 속하여 어떤 치료 방법이 유효한지가 확립되어 있지 않았기 때문이다.

2007. 6. 8 　치료 효과

30회에 걸친 방사선 치료(CCRT)와 매주 투여한 항암제(시스플라틴)에 의한 복합요법을 마친 후 CT와 MRI 그리고 PET(positron emission tomography, 양전자 방출 단층 촬영. 암의 전이 여부를 판정할 수 있는 진단법) 촬영 결과 비강암의 크기가 크게 줄어들었고, 림프절이나 폐로의 전이는 보이지 않았다. 방사선 치료의 효과는 우수했다. 일상 복귀는 가능하였지만 아직 안심할 수 없었다. 급속히 분열할 수 있는 암들은 이미 독자적으로 생존할 능력을 획득한 상태이므로 방사선과 항암제에 의해 90퍼센트 이상의 암세포들이 제거되었다 하더라도 극히 소수의 암세포는 살아남아 다시 모습을 드러낼 가능성이 있었다. 언제 그 모습을 보일지 알 수가 없었으므로 재발 여부를 자주 조사할 수밖에 없었다.

2008. 4. 10 MRI 검사

치료 후 1년쯤 지난 무렵, MRI 촬영 결과 재발 소견이 나타났다. 4월 29일 내시경 수술을 통해 조직 검사를 했다.

다행히 암의 재발은 아니고 염증이라고 했다. 이렇게 3개월 간격으로 찍는 MRI 검사 때마다 재발 여부 때문에 마음을 졸이곤 했다.

암이 재발되면 지난번 치료에 사용하였던 항암제나 방사선에 내성을 가진 암세포들이 나타날 가능성이 높다. 왜냐하면 암세포들은 항암제나 방사선의 공격을 받으면 그 공격을 다양한 방법으로 회피하여 생존할 수 있기 때문이다. 즉 암세포는 자신과 주변의 모든 자원을 활용하여 살아남을 수 있는 세포로 변해 있다.

왜 그럴까? 암세포도 사실은 내 몸의 세포이다. 외부에서 침입해 온 전혀 다른 세포가 아니라 바로 내 몸의 세포임에도 불구하고 스스로의 생존 거처인 내 몸을 파괴하면서까지 왜 생존하려고 할까? 내 몸의 정상세포들은 서로 연결되어 각자 자기 맡은 바 역할을 하면서 내 몸이라는 다세포 생명체를 유지하는 데 이 암세포는 독자적으로 행동을 한다. 마치 박테리아가 독자적으로 행동하는 것과 유사한 면이 있다.

내 몸의 변화를 바라보다

| 2 장 |

이제는 오히려 보청기를 빼고 적막한 고요를 즐길 여유가 생겼다. 특히 시끄러운 장소에서 보청기를 빼고 조용히 앉아 있으면 마음이 아주 평화롭다. '모든 것이 고정되어 있지 않고 끊임없이 변한다는 진리가 내 몸에도 적용이 되는구나' 절감하게 되고 그 몸의 변화에 마음도 맞추니 한결 평온해진다.

_본문 중에서

생물은 어려서부터 좋아했다. 그래서 생명현상을 연구할 기회가 있는 약대에 가기로 했다. 부모님이 6.25전쟁 후 대구에서 약국을 하시면서 조그만 제약회사를 함께 운영한 영향이 컸다. 그때는 집이 부유한 편이라 어머니께서 중학교 입학 선물로 그 당시 처음 발간된 세계대백과사전 한 질을 사 주셨다. 아마도 한 스무 권 정도 되었을 텐데 책에 천연색 사진들이 많이 수록되어 있었다. 그 사진들이 얼마나 신기하고 재미있었던지 며칠 밤낮을 새워가면서 모든 사진과 사진 설명을 일일이 읽어 보았다. 그때까지만 해도 내가 살던 대구를 떠나 본 적이 없었는데 그 사진들은 세계 각국의 도시들과 사람들, 동식물, 바닷속 생물 그리고 무한하게 신비로운 우주 공간, 그뿐만 아니라 고대의 유적과 과학기술 그리고 유명한 과학자들을 내게 보여주었다. 그때 본 우주 공간의 신비로운 모습은 한없이 매력적

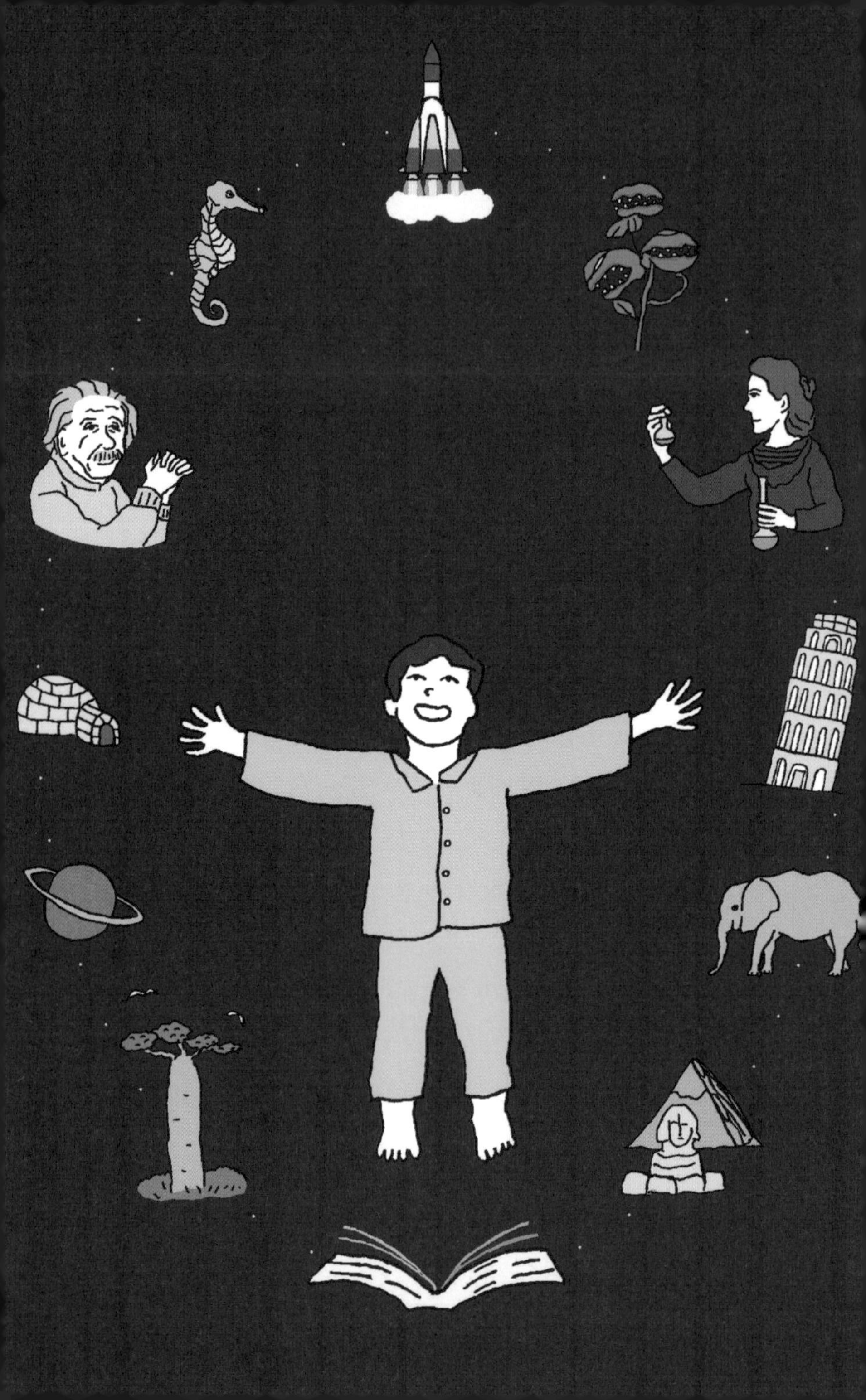

이었고 끝없이 펼쳐볼 수 있는 상상의 세계였다. 또 그 백과사전에 수록된 유명한 과학자들의 사진은 나에게 경배와 무한한 동경의 대상이 되었다. 이렇게 사고의 범위와 깊이가 시공간적으로 끝없이 확대되고 경계가 허물어지게 되었다. 머릿속 생각의 범위가 빅뱅을 만나듯 폭발적으로 커지게 되었다. 이후 중학교부터는 스스로 모든 것을 결정했다. 감사하게도 어머니는 내가 좋아하면 그 길을 열어 주셨다. 책을 좋아하니까 시내 큰 서점에서 마음껏 책을 사게 해 주셨다. 어머니께서는 당신 배운 것이 짧으니 네가 알아서 하라고 하셨다.

그런데 고등학교 졸업 무렵 아버지의 사업이 실패하고 약국도 문을 닫고 말았다. 대학과 대학원을 다니는 동안 아르바이트를 하면서 등록금과 용돈은 물론 생활비까지 스스로 마련해야 했다. 대학 졸업 무렵 주위의 여러 친구들이 어려운 집안 환경으로 연구자의 길을 포기하였다. 나 역시 누구 못지않게 경제적으로 절박한 상황이었지만 그래도 연구가 하고 싶었다. 1976년 대학 졸업 후 군 복무와 학비가 면제되고 기숙사가 무료 제공될 뿐만 아니라 첨단 연구시설을 갖춘 한국과학원(현 KAIST)으로 대학원 진학을 하였다. 학비와 숙식 걱정 없이 연구에 몰두할 수 있었다. 그래도 집에 생활비를 보태기 위해 과외 아르바이트는 계속했다. 약대에서는 화학, 생물, 약용식물, 약물학, 제재학 등 약과 관련된 여러 분야를 폭넓게 공부하여 그 후의 연구 방향과 깊이를 더하는 데 큰 밑바탕이 되었다. 카이스트 석사 과정에서는 대장균의 효소에 관한 생화학적 실험으로 연구의 첫발을 떼게 되었다.

약대를 졸업할 때 약사 면허 공부는 하지 않고 대학원 준비만 하여 약사면허시험에 불합격했다. 부모님은 당시 집안 형편이 몹시 어려워 장남이 다시 약국하기를 속으로 원하셨지만 나는 연구에 전념하고 싶었고, 그래서 자격증을 취득하면 연구의 길을 벗어날까 걱정이 되어 내 스스로 그럴 가능성을 차단하고 연구의 길만 바라보기로 하였다.

1978년 2월 카이스트 생물공학과에서 석사학위를 받고 다음 달 한국화학연구소(현 한국화학연구원)로 갔다. 첫 직장이었다. 그때 카이스트를 졸업하면 군면제가 되는 대신 바로 유학을 갈 수 없고, 국내에서 2~3년 동안 의무적으로 근무해야 했다. 당시 한국화학연구소는 서울에 있다가 몇 달이 지나 대전으로 터전을 옮겼다.

내가 맡은 일은 구미공단 폐수오염실태조사였다. 현장에서 수거된 폐수 샘플을 분석하는 일을 담당하여 그 당시 연구소에 처음 도입된 최신 분석 장비를 접할 수 있는 좋은 기회였다. 그러면서 집에 경제적으로 보탬이 되면서 유학 준비를 하였다. 거기서 2년 6개월을 있었다.

박사학위를 받기 위해 미국행을 택했다. 1980년 비행깃값을 아끼기 위해 당시 홀트양자회의 입양 아이들을 데리고 유학길에 올랐다. 그런데 사무적인 착오로 김포공항 출국장에서 4명의 입양아를 나 혼자서 인솔해 가게 되었다. 보통 한 명 아니면 두 명인데 4명이라니. 그중 두 명이 6개월 된 갓난아기였고 다른 두 명은 5살과 8살 된 남매였다. 애들마다 가방 1개씩, 내 가방 1개. 그렇게 5개의 가방을 양어깨에 둘러매고 양팔에는 아기 둘을 각각 안고 앞에는 남매를 앞세우고 출국장 앞에 서니 내 작은 덩치가 애들과 가방으로 둘러싸여 주변이 보이지 않았다. 말 그대로 눈앞이 깜깜했다. 미국행이 처음일 뿐 아니라 비행기조차도 처음 타는 촌놈인데. 40년 전만 하더라도 외국에 유학을 가면 언제 다시 볼까 해서 출국장에는 어머니와 동생들, 그리고 친구들 10여 명이 배웅 나와 있었다. 이런 예기치 않은 상황이 벌어지자 다들 말문이 막혀 잘 다녀오라는 말도 내게 건네지 못하고 저걸 어쩌나 하는 난감한 표정들이었다. 어머니의 "아이고, 얘야" 하는 소리만 아득하게 들려왔다.

그래도 심기일전, 정신을 차려 애들을 데리고 출발하였다. 목적지가 콜로라도 덴버였는데 직항이 아니라 네 번 비행기를 갈

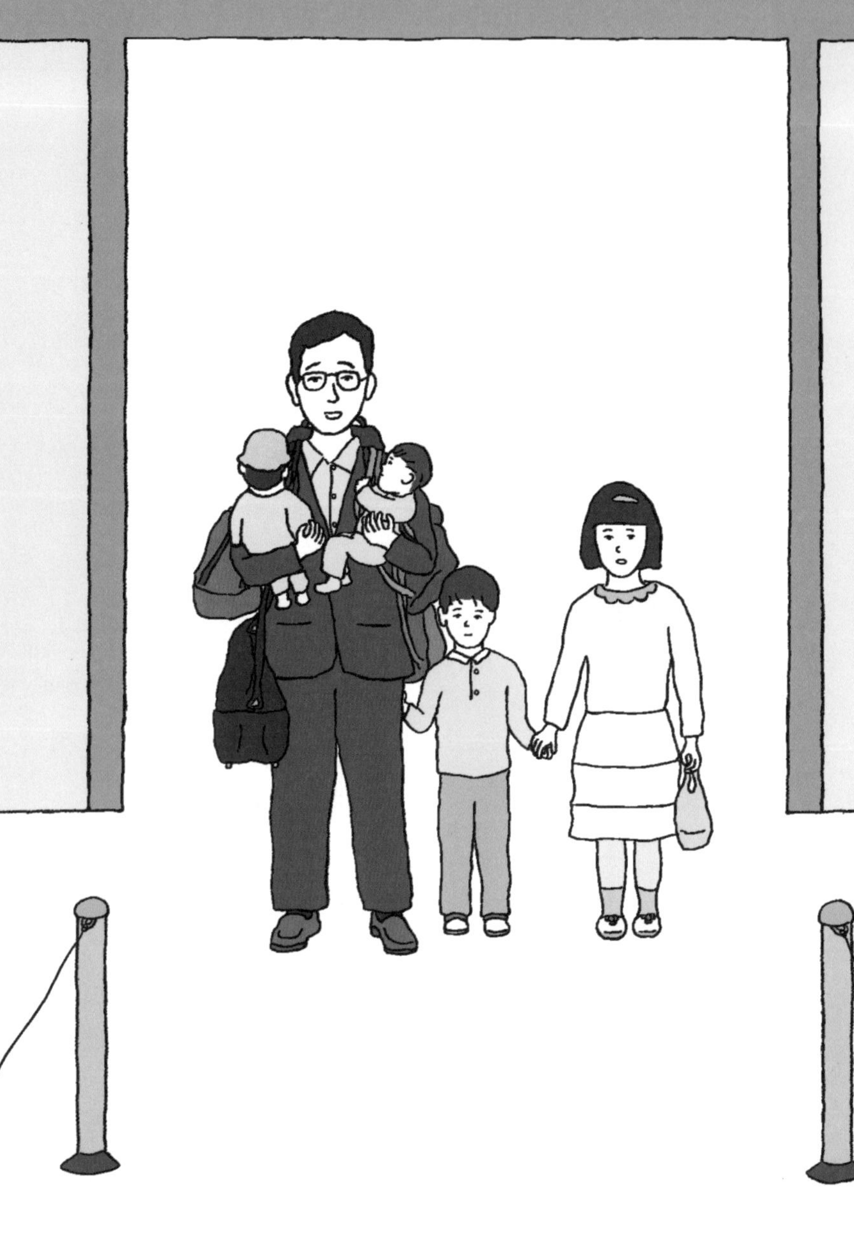
국제선 출발

아타고 가는 일정이었다. 도쿄에서 한 번, 하와이 호놀룰루에서 다시 갈아타고 LA로, 그곳에서 다시 덴버 행. 24시간도 넘게 비행기를 타고 또 기다리기도 하면서 길을 떠났다. 비행 동안 애들은 울고 배고프다 하고, 나는 우유 먹이고 기저귀를 갈고 아이를 화장실에 데려갔다. 정신이 하나도 없어서 제대로 먹지도 못하고 창 바깥 한 번 쳐다보지 못했다. 밤늦게 마지막 노선인 LA에서 콜로라도 덴버로 가는 조그만 국내선 여객기에 타자 승무원을 비롯한 탑승객들이 다들 휘둥그레 놀란 눈으로 우리 일행을 바라보았다. 내 가슴에 단 홀트양자회 에스코트 명찰과 지칠 대로 지친 우리 모습을 보고 안쓰럽게 느낀 주위 승객들이 고맙게도 애들을 한 명씩 맡아주고 나보고 조금 쉬라고 했다. 그때 처음으로 마음 놓고 음료수를 마시고 눈을 붙이고 쉴 수 있었다. 이 여정이 40년이 지난 지금에도 생생하게 기억나는 이유가 있다. 아이들의 마지막 도착지인 덴버에서 미국인 자원봉사자 집에서 하룻밤을 같이 자고 나서 내 목적지인 미네소타주의 미니애폴리스로 떠날 때, 남매와 헤어지던 장면이 지금도 눈에 선하기 때문이다. 모든 것이 낯설고 말도 통하지 않는 곳으로 "아저씨, 아저씨" 하면서 나를 따라왔는데 이제 나마저 가야 한다니 아이들은 서로 손을 꼭 잡고 나만 멍하니 쳐다보았다. 그 애들을 한 번 꼭 안아 주고 탑승구로 들어갔다. 지금 생각해도 눈앞이 흐려지고, 마음이 아프다. 나는 그 네 아이들의 이름과 생년월일이 기록된 서류를 아직도 간직하고 있다. 이제는 다들 40대가 되었을 텐데 좋은 양부모를 만나 행복한 일생이 되었기를. 그 당시 힘없는 나라의 가난한 유학생이라는 게 한없이 슬프고 미안했다.

1980년 가을부터 시작된 박사학위 과정은 그야말로 연구에 전념한 시기였다. 돈이 없으니 자동차도 없고, 결혼도 안 했으니 실험실과 기숙사만 왔다 갔다 하면서 오직 연구에만 집중하였다. 그야말로 몸과 마음이 전적으로 한 가지에 몰두하던 때여서 새벽에 기숙사 방으로 돌아와서 잠을 자다가도 실험 아이디어가 떠오르면 다시 실험실로 달려가곤 했다. 그때는 가슴속에 연구의 열망이 누구보다 강하게 타올라서 어떤 역경 속에도 불을 밝히고 빛을 비출 수 있을 것 같았다. 40년이 지난 지금도 그 불의 잔상이 아직 남아있어 연구의 끈을 이어가는 원동력이 되고 있다.

1985년 미네소타 대학교에서 효모의 질소대사에 관련된 유전자 연구로 박사학위를 받고 하버드 대학교 암 연구소에서 암 연구를 시작했다. 그동안의 연구 과정을 살펴보면 학부과정에서 약에 대한 폭넓은 지식을 습득하고, 석사과정에서 대장균을, 그리고 박사과정에서 효모를 대상으로 연구를 하였다. 그리고 박사후연구원 과정에서는 쥐의 미분화암종으로 점차 그 연구 대상을 미생물에서 인간 질병 쪽으로 확대시켜 왔다. 이때부터 본격적인 암 연구를 시작하여 지금까지 계속 이어 오고 있다. 역시 하버드대는 세계 최고의 대학이라 같은 연구소 소속 교수뿐만 아니라 심지어 옆방에도 세계적으로 저명한 암 학자가 있었고, 매주 열리는 외부 초청 세미나에도 노벨상 수상자를 비롯하여 최고 권위의 암 연구자들이 방문하여 최신의 연구 결과를 발표하였다. 이러한 최고의 연구 환경에도 불구하고 내 개인의 연구는 계약 기간 2년 중 처음 1년 반 동안은 실패의 연속이었다. 미분화 암세포의 분화와 전이에 관련된 기저막 유전자를 찾는 것이 과제였는데 수없이 실패만 하니 연구가 앞으로 나아가지 못했다. 세계 최고의 연구자들이 모인 곳이라 이런 연속된 실패 때문에 지도교수나 실험실원들로부터 무언의 압박이 밀려오는 것 같아 많이 힘들었다. 누구보다 실험을 잘한다고 자부했는데 마음고생이 심했다. 그러다가 1년 반이 지난 시점에서 실험실의 전임자가 내게 전달해 준 연구 정보에 오류가 있음을 발견하였다. 이 오류를 시정하자 막히고 실패했던 실험이 그야말로 봇물 터지듯 흐르게 되어 나머지 6개월 동안에 원하던 유전자를 분리하고 그 결과를 논문으로 발표할 수 있었다. 이런 실패 과정을 겪으면서 연구는 끈기와 꾸준함이 필요하다는 것을 절감하게 되었다. 이런 경험은 나중에 귀국하여 어려운 여건에서 연구를 이어갈 수 있는 소중한 자산이 되었다.

1987년 부산대학교 자연과학대학 분자생물학과 교수가 되었다. 하지만 신설학과인 데다 대학원 연구실도 없었고 연구비도 제대로 된 연구를 하기에는 턱없이 부족했다. 미국에서 한 암 연구는 이어갈 수 없었다.

암 연구는 하고 싶은데 어떻게 할까 고민을 거듭하다가 한 아이디어가 떠올랐다. 암이 증식하려면 혈관이 많이 생겨야 한다. 혈관이 산소와 영양분을 공급하기 때문이다. 그래서 혈관을 연구하면 암을 막을 수 있겠다고 생각했다.

그 당시만 해도 국내뿐만 아니라 세계적으로도 암을 연구하는 과학자는 많았지만 혈관 연구는 드물었다. 나는 달걀을 모델로 삼았다. 달걀 껍데기를 약간 벗겨 보면 표면에 혈관이 많이 있다. 여기에 특정 약물을 주입하면 혈관에 어떤 영향을 미치는지 알 수 있었다. 연구비가 너무나 부족하여 실험에 필요한 달걀을 싼값에 얻으려고 김해에 있는 부화장과 실험실을 수도 없이 오갔다.

연구 시설은 열악했다. 겨울이면 간밤에 얼었던 수도관이 터져 실험실이 온통 물바다가 되기도 했다. 전기마저 끊어지면 실험을 재개할 때까지 며칠이나 걸릴지 짐작할 수 없었다. 미술대 조소과 작업실을 개조해서 만들었으니 제대로 된 실험시설이라

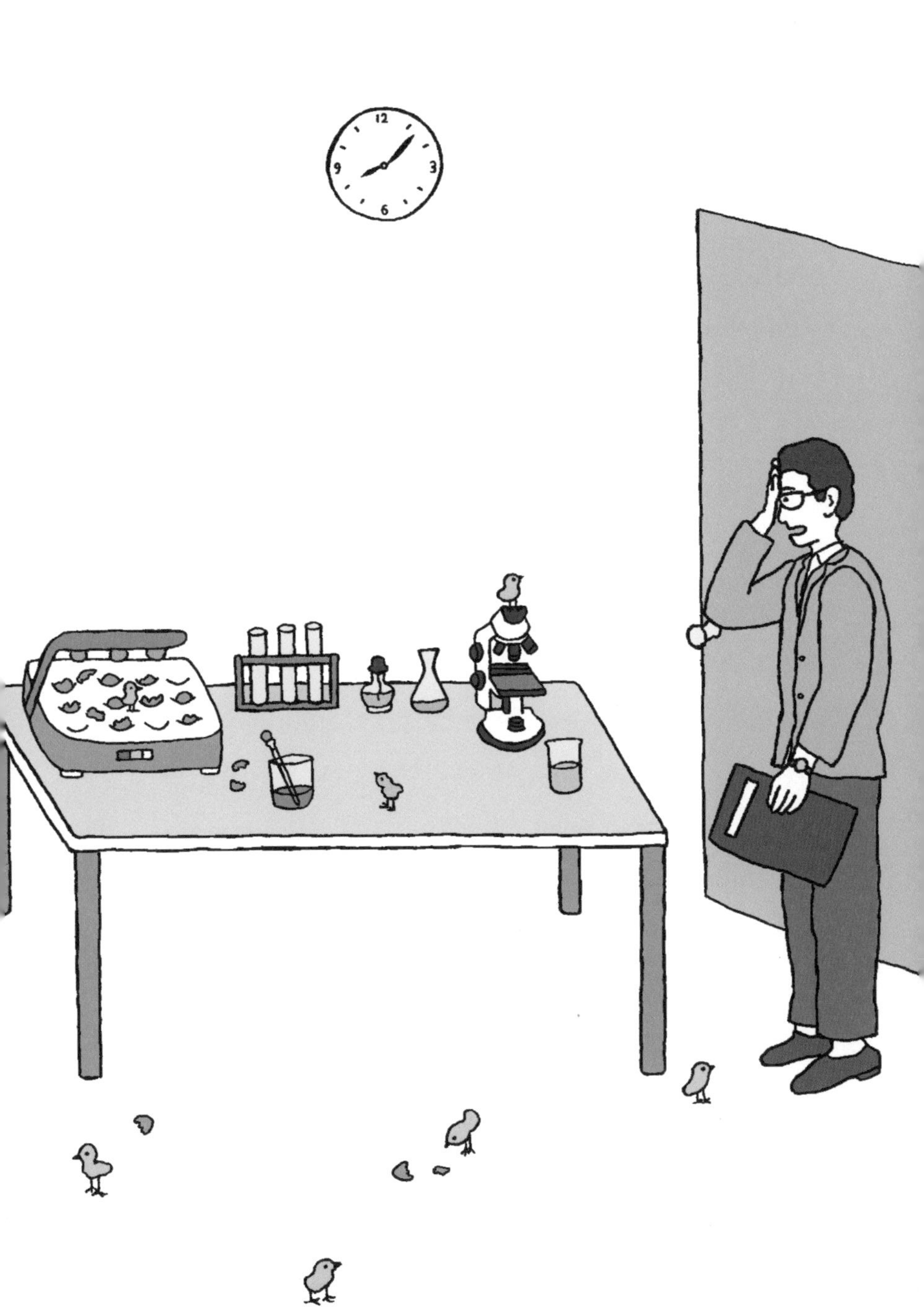

할 수 없었다. 손발을 걷어붙이고 실험 설비를 만들고 수정란을 이용하여 혈관 연구를 이어갔다. 달걀을 부화기에 넣고 실험을 하다 보면 생명력이 강한 놈들은 부화가 되어 병아리가 되기도 하였다. 그러면 다음 날 실험실에 병아리들이 삐약삐약 하며 돌아다녔다. 이렇게 되면 옆방 타과 교수들이 시끄럽고, 냄새가 난다고 항의도 많이 하였다. 이런 와중에도 연구가 가능했던 것은 주변에서 우수하고 열정적인 대학원생들이 많이 찾아왔기 때문이다. 앞에서도 언급하였지만 그 제자들이 진심으로 나에게 이 견대인이었다.

그렇게 연구해 오다 드디어 2002년 암조직에서 혈관 생성에 중요한 역할을 하는 HIF-1α라는 단백질 인자의 기능을 조절하는 연구로 세계 최고 학술지의 하나인 《Cell》에 발표했다. 이 HIF-1α는 저산소 상태에서 혈관을 만들고 정상산소 상태에서는 분해되어 혈관을 더 이상 만들지 않는다. 따라서 이 HIF-1α는 산소농도를 감지하여 산소를 공급할 수 있는 혈관을 만드는 중요한 역할을 한다. 이 HIF-1α가 1995년에 발견이 되고, 2001년에 산소농도에 따라 이런 기능을 나타낸다는 사실이 세계 최초로 발표되었다. 우리의 연구 결과가 2002년에 발표되었으니 그 당시 국내 연구로서는 세계 첨단에 가까웠다. 이 HIF-1α를 발견하고 그 기능과 조절 메커니즘을 밝힌 그렉 세멘자(Gregg Semenza), 윌리엄 카엘린(William Kaelin), 피터 랫클리프(Peter Ratcliffe) 이 세 명의 생명과학자들이 2019년 노벨생리의학상을 받게 되었다. 이 3인의 수상자 중 카엘린과 세멘자 두 사람이 2019년 11월과 12월에 각각 서울대에 초청되어 나는 이들을 만나기도 하였다. 당해 연도 노벨상 수상자를 그해에 한 명을 만나기도 힘든데 연달아 두 사람을 만나게 되어 이 HIF-1α와는 기이한 인연이 있구나 여겨진다.

이즈음 상복도 찾아왔다. 2003년 대통령이 수여하는 '제1회 대한민국 최고과학기술인상'을 받았다. 2005년 삼성의 호암재단이 제정한 한국 최고 권위의 호암상도 수상하였다. 이 무렵 세계 최고 수준의 연구 결과를 연달아 발표하면서 언론에도 보도가 많이 되었다.

이러한 경험을 통하여 내 주위에서 가능한 일을 가지고 연구를 하면 아무리 어려운 조건이라도 할 수 있음을 깊게 체험하였다. 미국과 같은 선진국에서 연구하다가 돌아와서 어설프게 미국의 연구 시스템을 연장하는 것이 아니라 내가 몸담은 이곳에서 여기의 시스템을 바탕으로 연구하는 것이 중요하였다. 처음에는 연구의 질이 낙후되어 보이고 세계적으로 인정받을 수 있을까 의구심이 들기도 하지만 깊숙이 파고들어 가다 보면 가장 지엽적인 것이 가장 보편적인 것이라는 사실을 깨닫게 된다. 이러한 사실을 외국에서 돌아와 국내에서 연구를 시작하는 후배와 제자들에게 이야기해 주었다. 특히 국내 여건이 열악한 분야인 경우 외국의 연구 시스템을 여기에 도입하려고 애를 쓰고 따라가기에 급급한 힘겨운 노력을 하기보다는, 여기에서 얻을 수 있는 자원과 시스템을 십분 활용하여 깊숙이 파고들면서 어떻게 하면 보편적인 것으로 탈바꿈시킬 수 있을지를 진지하게 고심하라고 조언하였다.

그러나 사람 일에는 부침이 있어 큰상을 받은 그다음 해인 2006년 암 진단을 받게 되었다. 내 몸의 암은 아마도 수년 또는 수십 년에 걸쳐서 만들어졌을 것이다. 암을 연구하던 지난 21년 동안에도 내 몸속의 암은 변화를 거듭하며 그 모습을 감추고 있다가 그 맹렬한 힘을 마침내 드러내었다. 마치 칼날의 빛을 감추고 어둠 속에서 힘을 기른다는 도광양회(韬光养晦)와 같이. 그리고 내가 쌓아 올린 지식이 얼마나 허약하고 무력한지를 단숨에 보여 주었다.

2010. 4. 12 1차 재발

암이 다시 모습을 드러내었다. 치료 후 3년이 되는 시점이었다. MRI 검사 후 조직검사를 한 결과 같은 종류의 비강암이 재발하였다고 한다. 이 재발에는 방사선이나 항암제에 저항성을 가진 암세포들이 살아남았을 가능성이 커서 수술로 제거하기로 했다. 2010년 4월 30일, 재발한 암을 제거하는 수술을 받았다. 지난번 치료에서 항암제와 방사선 치료를 사용하였기 때문에 이를 피한 암세포들이 주변 조직 속에 살아남았다가 다시 증식하여 재발한 것으로 보인다. 이런 재발은 충분히 예견할 수 있었고, 그 시기가 언제일까가 항상 마음을 조마조마하게 했다. 결국 강력한 생명력을 가진 암세포들은 그 혹독한 항암제와 방사선의 엄청난 공격으로 거의 대부분 제거되었으나 극히 일부가 살아남아 다시 왕성하게 세포 분열을 한 것이다.

이렇게 강하면서 끈질긴 암세포의 생명력은 어디에서 기인한 것일까? 어떻게 해서 암세포들은 항암제와 방사선을 극복하여 생존할 수 있는 내성을 획득할까? 왜 암세포들은 자신이 몸담고 있는 개체의 죽음까지도 각오하고 계속 증식하고 옆으로 침윤하고 먼 장기로 전이를 일으킬까? 현대 생명과학에서는 유전자의 변이일 것이라고 예상한다. 유전자의 변이에 의해서 그렇다고 하지만 그런 유전자의 변이를 일으키는 종착점은 무엇일까? 무엇이 자신의 생존 터전마저 파괴시키면서 암세포들을 그렇게 맹렬하게 분열하는 세포로 변화시켰을까? 여기에는 생명체의 어떤 본질적인 특성과 연관이 있는 것이 아닌가 깊이 생각하지 않을 수 없었다.

*****

이번에는 수술 후 방사선 치료나 항암제 치료가 없었기 때문에 큰 어려움 없이 일상생활로 복귀하였고, 3~4개월에 한 번씩 MRI 촬영을 하여 재발 여부를 조사했다. 수술만으로 암을 치료할 수 있다면 크게 다행스러운 일이다. 물론 수술도 힘든 과정이지만 수술이 가능하다는 것은 암이 주변으로의 침윤이 적거나 다른 장기로의 전이가 없다는 것을 의미하므로 불행 중 다행이다. 이번 수술로 끝났으면 하는 바람이 컸다. 재발의 빈도가 높은

6개월이 지나고 1년이 지나면서 그 기대는 커져갔다.

그동안 내 연구실의 암 연구는 혈관과 관련하여 진행하였다. 일반적으로 암조직에서는 암세포들이 왕성하게 분열하여 주변의 산소를 소모하기 때문에 암조직 미세환경에서는 산소가 부족한 저산소(hypoxia)상태가 일어난다. 이런 저산소상태에서 암세포들이 계속 생존하고 분열하기 위해서는 산소를 공급받아야 하는데 인체 내에서 산소를 공급받을 수 가장 좋은 방법은 새로운 혈관을 만드는 것(angiogenesis)이다. 따라서 암세포들은 저산소 상태를 인지하여 새로운 혈관을 만들 수 있는 능력을 회복하게 된다. 여기서 회복하였다는 의미는 우리 몸의 정상세포들도 새로운 혈관을 만들 수 있는 능력이 있지만 이 능력은 세포 분열이 왕성한 뱃속의 태아 시절이나 몸에 상처나 화상이 생긴 후 회복할 때와 같이 활발한 세포 분열이 필요한 경우에만 나타내고, 보통은 드러내지 않기 때문이다. 이렇게 암세포들은 새로운 혈관을 만드는 능력이 십분 발휘되었으므로 이 능력을 차단시키면 혈관 생성이 억제되고 그러면 암세포들이 산소의 고갈로 죽게 된다. 이런 원리로 새로운 혈관 생성 억제제들이 항암제로의 가능성이 높게 예상이 되어 국내외 많은 생명과학자들이 이 분야 연구를 하였고, 우리 연구실도 이에 깊숙이 합류하였다.

이러한 혈관과 산소농도에 관한 연구는 뇌혈관까지 뻗어 나갔다. 뇌혈관이 흥미로운 것은 뇌 안에 구축된 신경세포들의 복잡다단한 연결망에 손상을 주지 않기 위해 뇌혈관은 혈액뇌관문(blood-brain barrier, BBB)이라는 특수한 구조로 되어있다. 이 혈액뇌관문은 혈관을 이루는 세포들이 우리 몸에서 가장 단단하게 밀착되어 혈액 속에 돌아다니는 독성물질이나 세균들이 뇌조직 안으로 들어가지 못하도록 막는 보호 역할을 한다(protection). 이렇게 단단히 막고 있으면서 뇌세포들이 필요한 영양분은 들어오고 뇌조직의 노폐물은 혈관을 통해 배출해야 하므로 이들을 선택적으로 이동시키는 기능(selective transport)을 동시에 가지고 있다. 이런 구조를 만드는 과정이 뇌조직 주변의 산소농도와 복합적으로 작용하여 절묘하게 이루어지는데 우리가 이에 관여한 단백질인자를 새롭게 발견하여 2003년에 발표하였다. 더 나아가 2011년 스페인 바르셀로나에서 개최된 제15회 국제뇌혈관학회에서 혈액뇌관문의 기능을 보호(protection)와 선택적 통과(selective transport)라는 기존의 개념에서 더 나아가 서울의 숭례문을 예로 들어 새로운 기능을 제안하였다. 즉 그림3과 같이 조선시대 숭례문과 그 성벽은 한양을 외부의 적이나 짐승으로부터 보호하는 역할을 하면서 성문으로는 일반 백성과 장사꾼들이 문을 지키는 군사들의 감시하에 드나들 수가 있었다. 이는 BBB의 두 기능인 보호와 선택적 통과와 흡사하다. 그런데 이 두 기능 외에 숭례문은 이 문으로 많은 사람과 물자들이 모여들면서 이 성문 주위에 칠패시 라는 장이 서게 되었다. 아마도 이 칠패시가 오늘날의 남대문 시장의 전신일 것이다. 이는 숭례문의 새로운 기능이다. 즉 사람과 물자들이 집결되면서 일어나는 현상으로 인체 뇌혈관의 BBB에도 혈관세포 외에 성상세포, 신경세포 등 많은 세포들이 모여서 통합적으로 작용하고 혈관 내외의 여러 체내물질들이 집결되면서 숭례문 근처의 시장과 비슷한 새로운 기능이 출현하지 않을까 제안하였다. 그 당시 학회에 참석하였던 많은 뇌혈관학자로부터 높은 관심과 좋은 평가를 받았다.

이렇게 연구를 이어가면서도 암이 다시 재발이 되면 어떻게 대처를 하고 연구를 지속할 수 있을까에 대한 걱정이 머릿속에 항상 맴돌았다.

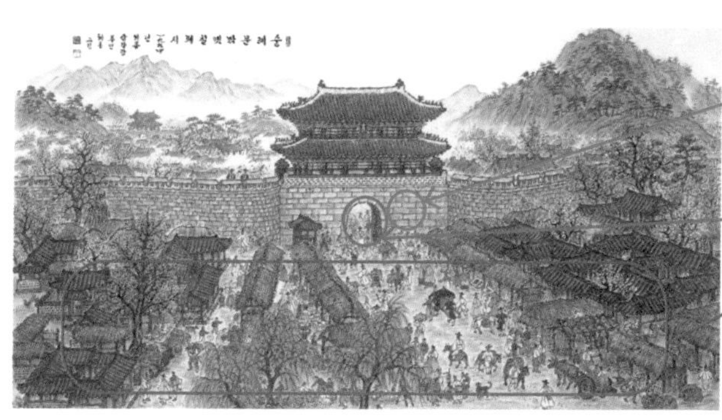

그림 3 ▶ 조선시대 숭례문과 칠패시

© 김학수 〈숭례문 밖 옛칠패시〉
출처: 인제대학교 김학수기념박물관

2012. 4. 9   2차 재발

암은 2년 후 그 모습을 다시 드러냈다. 이번에는 본래 위치에서 귀 쪽으로 좀 더 이동했다. 병원에서 어떻게 수술할지 고심한 끝에 안면 부위를 많이 도려내는 큰 수술보다 재발 부위에 집중하는 내시경 수술을 하기로 했다. 그러나 눈이나 뇌 쪽으로 암세포들이 침윤했으면 안구와 뇌조직의 일부를 제거해야 한다고 하였다. 5월 7일, 수술을 하고 다행히 안구를 보존할 수 있었다. 뇌 쪽으로는 뇌 점막조직에 대한 조직검사를 하면서 수술이 진행되었다. 세밀하고도 조심스럽게 암세포들을 제거하기 위해 수술 시간이 10시간가량 걸렸다. 깨어나 병실로 돌아왔지만 하루 종일 아무것도 먹지 못하고 수술실에 누워 있어서 탈진 상태였다. 그래도 기운을 차려 좌선을 하였다. 눈을 감으니 수많은 영상들이 선명하게 나타났다. 그 영상들을 그냥 생기고 사라짐을 무심히 바라보았다. 새벽까지 앉아 있다가 모든 기운이 다 빠져 쓰러져 잠들었다. 아침에 일어나니 기운은 없었지만 겹겹이 쌓여있던 머릿속의 장막이 벗겨지듯 몸과 마음에 가볍고 알 수 없는 잔잔한 기쁨과 기운이 느껴졌다.

2012. 6. 18 ~ 7. 20 **2차 방사선 치료**

수술을 하였지만 재발 부위 근처에 암세포들이 미세하게 남아 있을 가능성이 있어서 후속적으로 방사선과 항암제 치료를 병행하기로 했다. 방사선 치료는 이미 처음 항암 치료에서 사용하였기 때문에 같은 CCRT 치료법은 정상 조직의 괴사와 같은 후유증이 치료 후 발생할 가능성이 높아 다시 쓸 수 없다고 했다. 그래서 국립암센터에 그 당시 막 설치하여 가동 중인 양성자치료기를 알아보았으나 내 경우에는 적용할 수 없다고 하여 크게 실망했다.

마침 방사선 치료법 중 좀 더 암 부위에 집중할 수 있는 단층 방사선 치료(tomotherapy)가 다른 병원에서 가능하다고 했다. 그래서 단층방사선 치료를 2012년 6월 18일부터 7월 20일까지 27회에 걸쳐 받았다. 이때도 역시 항암제인 시스플라틴을 2012년 6월 20일부터 일주일에 한 번씩, 2012년 7월 18일까지 5회에 걸쳐 투여받았다. 암세포들이 방사선이나 항암제에 내성을 얻었을 가능성이 있지만 남아 있는 암세포를 없앨 최선의 방법이었다.

이 두 번째 방사선과 항암제 병용 치료는 그 과정이 너무나 혹독하였다. 극심한 소화장애, 변비, 피부 발진 등. 식사를 거의 하지 못해 기력이 극도로 저하된 채 하루하루를 힘겹게 지내야 했다. 온몸에 손톱만 한 빨간색 반점들이 나타났다. 아프거나 가렵지는 않았지만, 온몸을 덮은 빨간색 반점들은 마치 내 몸의 모든 세포가 더 이상 견딜 수 없다는 마지막 레드카드를 보이는 것 같았다. 피부과에 가도 그 원인과 치료 방법을 알 수 없고 다만 항암 치료가 끝난 후 가라앉기만을 기다려야 했다. 아마도 항암제의 독성과 더불어 그 당시 복용한 다양한 약물 때문에 복합적으로 나타난 부작용이 아닌가 싶었다.

치료가 끝난 후에도 후유증은 쉽게 사라지지 않았다. 이때 생긴 후유증이 후각과 미각의 상실, 이명, 청각장애, 어지럼증, 구강건조증, 턱관절장애 그리고 음식을 삼키지 못하는 삼킴장애 등이다. 이 삼킴장애 때문에 잘 먹지 못하게 되어 몸무게가 57킬로그램에서 46킬로그램으로 줄어 몹시 허약한 상태가 되었다.

암이 다시 그 모습을 드러내면서 나의 연구 생활이 다시 크게 헝클어지게 되었다. 보통은 집과 학교를 왔다 갔다 하는 매우 단순, 반복적인 일상인데 암이 재발함으로써 병원을 자주 가야 하고, 치료 방법의 결정과 앞으로의 경과 등 심적으로 안정되지 못하여 평소의 단순, 반복적인 생활을 유지할 수가 없게 되었다. 연구라는 것은 꾸준히, 긴 시간 동안 깊게 몰입하여야 무슨 성과를 얻게 되므로 단순, 반복적인 생활이 꼭 필요하다.

그런데 이 단순, 반복적인 생활 습관은 우리 같은 연구자뿐만 아니라 번잡한 생각이나 감정을 다스리는 데도 아주 유용하다. 그래서 종교적인 수행이 단순, 반복적인 것이 많다. 예를 들면 불교의 108배나 3000배와 같은 절은 매우 단순하고 반복적인 행위이다. 단지 일어나고 엎드리는 아주 단순한 행위를 반복하는 것이다. 이보다 더한 것은 가만히 앉아서 수행하는 좌선이다. 이 수행에서는 몸의 다른 움직임들은 다 정지하고 들숨, 날숨만을 관찰하거나, 화두라는 큰 의문에 집중하는 것으로 지극히 단순, 반복적인 행위이다. 뿐만 아니라 이슬람교에서 매일 하는 경배와 단식, 천주교의 금식과 묵상 등과 같은 종교적인 수행들도 단순, 반복적이어서 꼬리를 무는 번잡한 생각을 가라앉혀 평안과 안식을 얻는 데 매우 탁월한 수행법이다. 즉, 인간이 가진 너무나 많은 생각과 그로부터 파생된 수많은 감정적 파편들-불안, 근심, 두려움, 절망, 번민, 욕망 등을 해소할 수 있는 훌륭한 방법이 단순, 반복적인 행위이다. 운동 중에도 걷기, 달리기와 같이 단순하면서도 반복적인 육체 운동이 우울증이나 불안감을 해소하여 정신 건강에도 좋다는 사실은 이미 잘 알려져 있다. 신체와 정신이 분리되지 않고 서로 긴밀하게 연결되어 있으니 정신이 번잡하고 여러 가지 고민이 많을 때는 단순, 반복적인 신체 운동으로 해소가 가능하다. 이러한 신체 운동들은 명상 못지않은 효과가 있어서 실제로 명상 수련에서는 걷기가 중요한 수행 방법으로 시행되고 있다.

이렇게 단순, 반복적인 행위들이 인간에게 평온을 주는 이유는 인간이 살아가는 데 있어서 가장 근원적인 것들이 다 단순, 반복적인 형태를 띠고 있기 때문이다. 예를 들면 매일 반복적으로 음식을 먹거나 물을 마시는 행위, 매일 밤 잠자기, 사는 동안에는 끊임없이 들숨, 날숨을 반복하는 숨쉬기, 그리고 끊임없이 작동하는 심장의 수축, 이완 작용과 같이 우리의 생존에 절대적으로 필요한 행위들이 지극히 단순, 반복적이다. 따라서 생명의 근원에는 단순, 반복적인 사이클이 가장 기본이 되는 것으로 보인다. 이런 관점에서 보면 우리가 가진 많은 생각이나 감정도 생명 유지에 절대적으로 필요한 단순, 반복적인 행위들을 안정적이고 원활하게 유지하고 계속 변화하는 외부환경에 적절히 대응하기 위해 두뇌 속에서 작동하는 것으로 여겨진다. 즉 미래의 위험을 회피하려는 생각이나, 두려움, 불안을 느끼는 감정들도 생명의 기본 사이클을 잘 유지시키기 위해 인간의 진화 과정에서 발달된 것이 아닌가 생각이 된다.

내 연구 생활이 암의 재발과 그에 따른 치료와 치료 후 부작용으로 크게 요동을 쳐서 평상시의 단순, 반복적인 생활에서 벗어나 연구 활동도 크게 위축되었다. 그래도 연구의 흐름을 계속 이어갔다. 한편으로 그 과정에서 보는 관점이 외부의 연구 대상으로부터 내부로 향하여 내 몸에서 일어나는 변화와 그에 따른 감각과 감정의 흐름을 바라볼 수 있게 되었다. 항암제의 부작용이 오히려 내 안의 성찰이 굳게 자리 잡는 계기가 되었다.

그리고 내 자신을 넘어서 주위의 다른 사람들을 바라 볼 수 있게 마음의 폭도 넓어졌다. 수많은 치료의 현장에는 나의 아픔이나 고통보다 더 심하고 위중한 환자들이 항상 있었다. 그들을 바라보면서 나에게 갇혀 있던 시야에서 벗어나 다른 사람들의 아픔과 고통을 조금이라도 같이하고 헤아려 볼 수 있게 되었다.

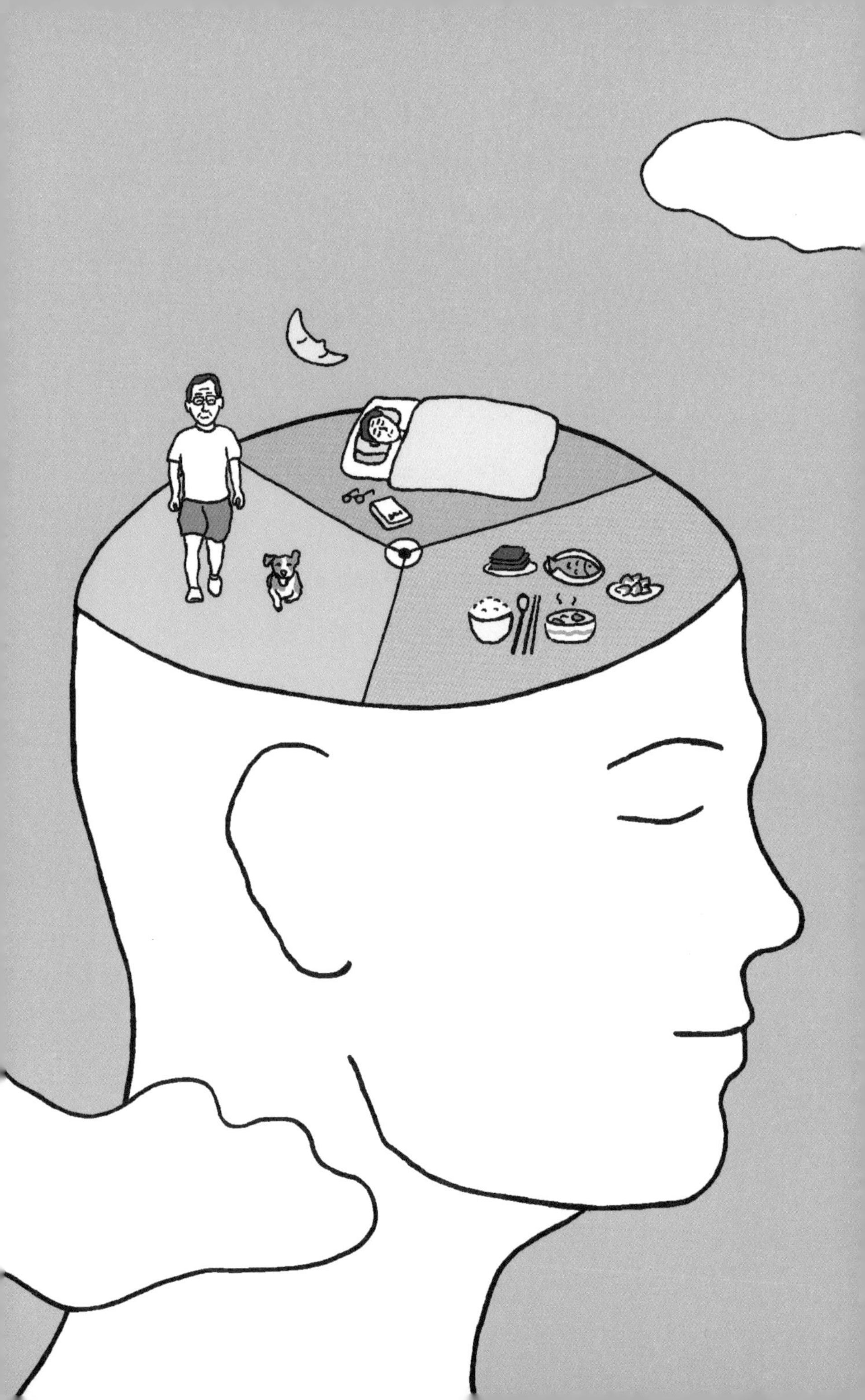

2012. 9. 14 ~ 10. 20 재활 치료

삼킴장애와 턱관절장애로 잘 먹지 못해 몸이 극도로 허약해져서 담당의사가 당장 입원을 시켰다. 입원하여 먼저 어지럼증과 신경계통 이상부터 체크했다. 뇌 안으로 암이 침범하지 않았는지 검사했는데 다행히 뇌는 괜찮고 귀의 전정기관과 청각신경이 손상을 받은 것으로 판명되었다. 청각 검사를 하고 보청기를 써야 했고, 어지럼증, 턱관절장애에 대해서도 재활 치료를 병행했다. 무엇보다 시급하게 음식을 삼키지 못하는 삼킴장애부터 재활 치료에 들어갔다.

삼킴장애라는 질병이 있는 줄은 이때 처음 알았다. 이 병은 뇌졸중이라든지 신경계 이상이 생기면 목 인후와 후두 쪽에 있는 근육들이 제대로 작동하지 않아서 물이나 음식을 삼켜서 위 속으로 잘 내려보내지 못하고 폐 쪽으로 흘러가기 때문에 음식을 먹을 때 심한 기침이 난다. 또한 폐로 물이나 음식이 들어가면 폐

렴을 일으키기 때문에 물을 비롯한 모든 음식의 섭취를 중지해야 하는 질병이다. 그래서 코안으로 튜브를 넣어 위 안까지 삽입하여 이 튜브로 액상 영양분을 섭취해야 한다. 이것만으로는 당연히 몸무게가 회복되지 않았다. 자고 나서 목이 아주 마르더라도 물을 절대로 마실 수 없는 고통이 뒤따랐다.

이 삼킴장애의 재활 치료는 목의 안쪽 근육을 훈련하는 것이다. 병원에서는 발성 연습, 단어 연습을 하고 노래 같은 것을 자주 부르라고 했다. 노래는 영 못해서 대신 좋아하는 짧은 문구들을 외워 병실 안을 왔다 갔다 하면서 크게 소리를 내곤 했다. 이런 재활 훈련 덕분에 삼킴장애가 조금씩 호전되어 2012년 10월 11일부터 식사를 조금씩 다시 할 수 있었고, 10월 20일 퇴원했다. 음식을 조금이나마 먹을 수 있게 되니 현실 생활로 복귀한 것 같고, 무언가 해 볼 의욕이 생겼다. 만약 재활 치료 효과가 없어서 삼킴장애가 지속되었다면 그때는 코안이 아니라 목 밑에 구멍을 뚫고 튜브를 위로 삽입하여 그것으로 음식물을 섭취해야 했을 것이다. 그렇게 되면 씹거나 삼킬 수 없게 되고 일반 음식을 먹지 못하니 연구나 사회생활에도 많은 지장이 온다고 한다.

이렇게 내 몸에 모습을 한 번 드러낸 암은 쉽게 사라지지 않고 다시 나타났으며, 내 얼굴의 여러 군데 회복할 수 없는 깊은 자국을 남기게 되었다. 그 상흔으로 코뼈와 코 내부 조직을 넓게 제거해야 했다. 덕분에 후각과 미각이 사라져서 맛과 냄새에 대해서는 어떠한 분별이나 좋고 나쁨이 없어지게 되었다. 음식을 먹어도 맛이나 냄새를 모르니 다만 부드럽고 잘 넘어가는 음식을 선호하게 된다. 사람이 사는 즐거움 중 하나가 먹는 것이라 했지만, 그 즐거움을 상실한 셈이다. 그러나 한편으로는 아무 음식이나 가리지 않고 먹게 되고, 특히 냄새에 민감했던 내 성향이 이에 대한 호불호가 없어지니 그만큼 자유롭게 되었다. 턱관절장애도 동시에 생겨서 입을 크게 벌리지 못하고 질긴 것을 잘 씹지 못하니 고기보다는 두부 같은 부드러운 음식을 주로 먹게 되어 오히려 건강식을 하게 된다.

한번은 전철을 탔는데 들어가니 앞쪽 좌석 칸에 한 사람만 앉아 있고 비어 있어 잘됐다하고 앉았다. 그런데 정거장을 지날수록 조금 이상한 점을 느꼈다. 새로 타는 사람들이 내 옆자리에 앉았다가도 금방 다른 곳으로 가버리고 앞줄 좌석에 앉아 있는 사람들도 코를 막고 얼굴을 찌푸리고 있었다. 그래서 내 옆에 진작부터 앉아있던 사람을 흘깃 쳐다보니 옷차림이 좀 남루하고 행색이 노숙인 같았다. '아, 그래서 악취가 심하게 나서 승객들이 피하는구나'하고 알아차렸다. 그런데 나는 아무렇지 않았다. 옛날 성인들은 길거리의 거지나 아픈 사람들에게 거리낌 없이 다가가 따뜻한 손길을 베풀었다는데, 나는 후각이 강제로 사라진 지금

에야 그나마 아무렇지 않게 노숙인 옆자리에 앉아 있을 수 있고 냄새에 대한 분별심을 억지로라도 잠재울 수 있구나 하는 생각이 들었다.

청각의 경우, 초기에 심한 이명과 청력 변화로 요동치더니 마침내 오른쪽 귀의 청력은 완전히 사라지고 왼쪽 귀의 청력만 조금 남았다. 이 청각장애는 방사선 치료와 더불어 여러 차례 투여한 강력한 세포독성 항암제인 시스플라틴의 부작용인 것으로 추측된다. 시스플라틴은 항암 효과가 탁월하지만, 부작용으로 청각 신경 손상도 일으키기 때문이다.

*****

그래서 보청기의 도움으로 일상생활을 유지하고 있다. 후각과 미각이 없어진 것은 큰 충격 없이 받아들였다. 그러나 소리의 경우는 달랐다. 갑자기 들리지 않게 되고, 윙 하는 이명이 밤낮으로 크게 들리니 잠자기가 힘들고 심리적인 충격이 컸다. 다른 사람들과 대화가 이뤄지지 않고 TV 소리를 들을 수 없으니 외부 세계와 단절되어 고립되는 불안감이 불쑥 생기기도 했다. 좋아하는 음악을 듣지 못하자 한동안 절망적인 감정이 생기기도 했다. 지금도 보청기의 도움을 받지만 외부 탁 트인 공간이나 시끄러운 식당 같은 곳에서는 바로 앞 사람의 말도 잘 못 알아들어 대화에 참여할 수 없으니 모르는 사람들과 만나면 바보 취급을 받기도 한다. 그래도 다른 사람들과 만날 기회가 있으면 피하지 않는다. 대화를 잘 못 알아들어 엉뚱한 소리를 할 때도 있지만 말 대신 눈으로 표정이나 분위기를 파악하여 어느 정도 소통이 되니 다행이 아닐 수 없다.

그러나 이제는 오히려 보청기를 빼고 적막한 고요를 즐길 여유가 생겼다. 특히 시끄러운 장소에서 보청기를 빼고 조용히 앉아 있으면 마음이 아주 평화롭다. '모든 것이 고정되어 있지 않고 끊임없이 변한다는 진리가 내 몸에도 적용이 되는구나' 절감하게 되고 그 몸의 변화에 마음도 맞추니 한결 평온해진다. 몸의 변화에 따라 마음의 변화까지도 일어나게 하기는 쉽지 않았다. 마음은 이상하게도 집착력이 강해, 변화에 적응하며 물 흘러가듯이 변해 가기가 쉽지 않다. 아마도 나라는 정체성을 이 마음이 강하게 이루고 있기 때문인 듯하다. 특히 암 진단을 받고 치료를 시작할 무렵 시커먼 암흑 덩어리로 가득 찬 듯 느껴졌던 것은 마음이 물 흐르듯 흘러가지 못하고 내가 없어진다는 충격에 마음이 얼어붙어 나타난 현상인 듯하다.

지금은 몸과 마음에서 일어나는 현상들이 끊임없이 변하면서 일어나고 사라짐을 바라볼 수 있다. 아마도 내가 살아있는 동

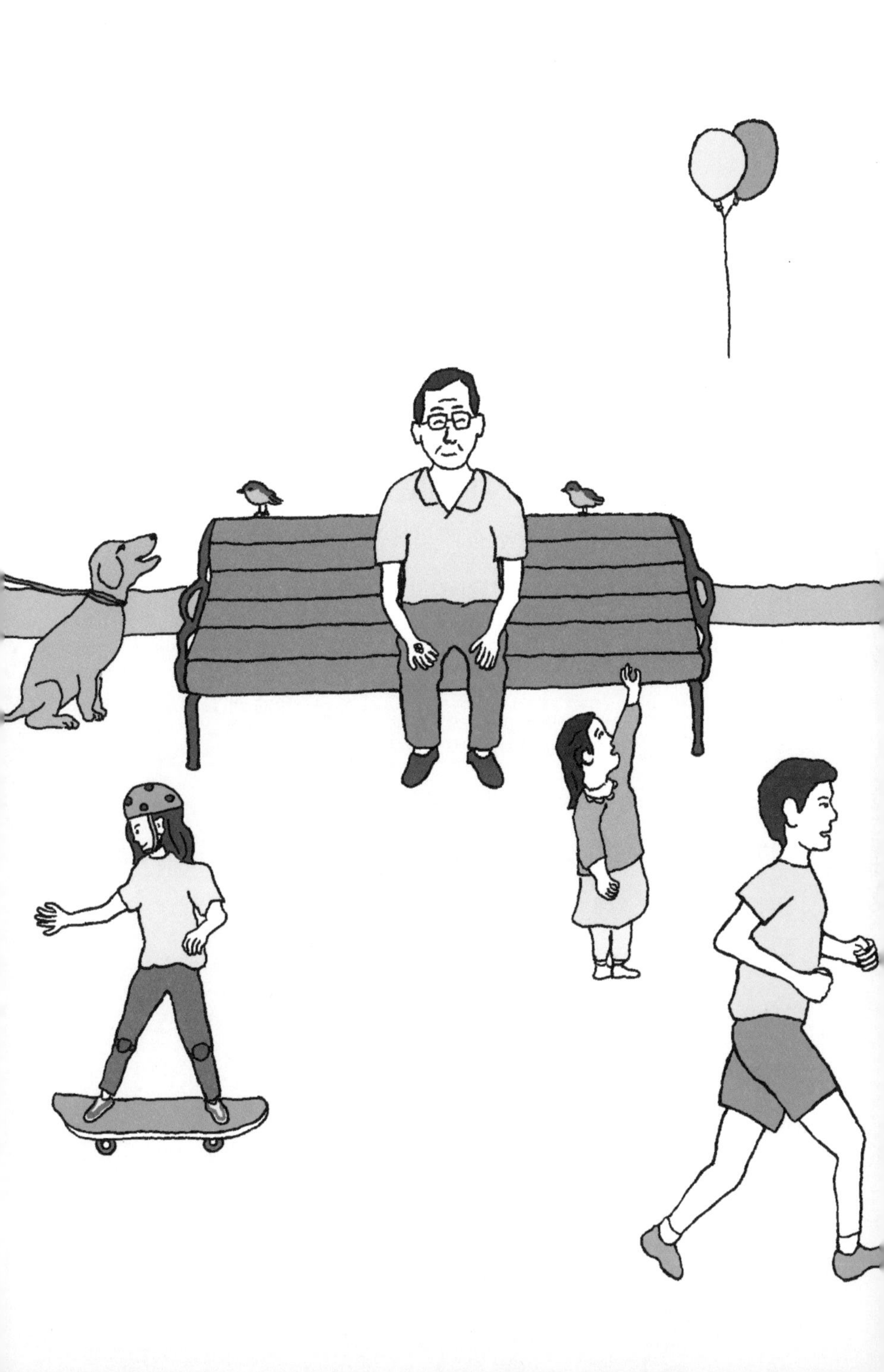

안 무수한 세포로 이루어진 내 몸은 시시각각 달라지는 외부 환경과 더불어 끊임없이 변화를 일으킬 것이다. 마음도 덩달아 무수히 많은 감정과 생각들이 일어났다 사라지게 될 것이다. 그리하여 모든 것이 물결치듯이 같이 움직일 것이다. 그것을 그냥 바라보는 것이다. 이제는 마음도 이렇게 같이 움직이면서 그냥 끝없는 자유로움과 평온함을 느낀다.

내 몸에 그나마 남아 있는 것들에 대해 감사하고, 없어진 만큼 새롭게 얻어진 나의 변화에 마음도 같이 움직이니 한결 평화로움을 느낀다. 몸의 변화에 마음이 어떻게 대처하는 것이 바람직한지에 대해 미국의 저명한 신경과 의사인 올리버 색스는《아내를 모자로 착각한 남자》에서 이런 일화를 소개한 적이 있다.

악성뇌종양에 걸린 19살 인도 소녀가 있었다. 소녀는 7세 때 처음 악성 뇌종양이 생겼고, 수술로 제거한 후 18세에 재발하였다. 재발 때에는 종양이 커져서 수술이 불가하고 좌반신 마비와 경련을 동반한 발작 등의 고통스러운 증세가 나타났다. 결국 소녀는 19세에 사망하였다. 소녀는 짧은 일생을 거의 암과 같이 지내왔지만 모든 일에 놀랍도록 감사하면서 살아갔다. 특히 증세가 심한 마지막 1년 동안에도 미소를 잃지 않았고 임종 시에도 "전 제가 왔던 고향으로 돌아가고 있어요" 하며 여전히 행복한 미소를 띠고 있었다고 한다.

누구나 살아간다는 것은 이 소녀의 마지막 말처럼 짐을 훌훌 털어 버리고 고향으로 돌아가는 것이 아닌가. 그러니 내 몸에서 무언가 사라진다는 것은 돌아가는 여정에 있어 오히려 홀가분해지는 것이 아닌가 여겨진다.

이처럼 암은 내 몸의 여러 군데에 그 흔적을 남기고 있었지만 이것이 다가 아니었다. 그 흔적은 치료 후 몇 년이 지나서 서서히 모습을 드러내었다. 바로 방사선에 의한 정상 조직의 괴사였다. 방사선은 세포 내 DNA를 절단하거나 변형시킨다. 이 변형된 DNA들에 의해 세포 분열이 촉진되어 다른 종류의 암이 생길 수도 있고, 반대로 세포들이 죽게 되는 괴사 현상이 일어나기도 한다. 따라서 방사선 치료 후 가장 심각한 후유증은 정상 조직의 괴사다. 방사선 종양학과에서 첫 방사선 치료 후 두 번째 방사선 치료를 주저하였던 것은 바로 이러한 부작용이 걱정되었기 때문이다.

그러나 재발이 반복되는 상황에서 방사선 치료를 하지 않을 수 없었다. 최선의 방안으로 처음 방사선 치료법보다 좀 더 암에 집중할 수 있는, 한 단계 정밀한 방사선 치료법을 선택했다. 그럼에도 이 방사선 치료의 부작용이 나를 피해가지는 않았다.

2015. 9. 23

괴사 시작

1차 방사선 치료 후 8년 그리고 2차 방사선 치료 후 3년이 경과한 시점인 2015년 9월부터 눈과 코 사이 비강암이 있던 자리 위의 피부에 아주 조그마한 까만 점이 생기기 시작했다. 이 부위가 아무래도 방사선이 집중적으로 조사되었던 자리였기 때문에 부작용인 괴사를 피할 수 없었던 모양이다. 점은 처음에 바늘 끝과 같이 작다가 볼펜심 크기를 거쳐 점점 작은 단추 크기로 커져 갔다.

방사선을 조사하면 세포의 생존에 필수적인 세포핵 내의 DNA와 세포막에 손상을 주어 암세포를 사멸시킨다. 이때 방사선이 집중적으로 암세포에 조사되지만 주변 정상 조직의 세포들도 방사선에 노출된다. 내 경우에는 눈 근처 얼굴 부위라서 입안의 점막염과 침샘에 손상을 주어 구강 건조증, 그리고 삼킴장애, 갑상샘 기능 저하 등이 우려되었다. 다행히 이런 부작용들은 일시적으로 나타났다가 회복이 되었다. 그러나 가장 걱정하였던 정상 조직의 괴사는 결국 나타나서 오랫동안 힘들게 하였다.

이 괴사를 저지하기 위해 괴사 부위에 세포 분열을 도와주는 성장 인자를 주사하기도 하고, 혈관을 통해 산소 공급을 증가시킬 목적으로 고압 산소 치료도 병행했다. 이 고압 산소 치료는 고압 산소 탱크 안에 들어가서 고압 산소를 들이마시는 것으로, 해저에서 작업하는 잠수부들의 심해병이나 당뇨병 환자들의 족부 궤양 완화에 사용하는 치료법이다. 그러나 내 눈의 괴사는 이런 방법으로는 저지되지 않았다.

*****

마침내 괴사는 점점 더 커져 2016년 5월경에는 거의 콧구멍만 하게 되었다. 그래서 콧구멍이 하나 더 생긴 것과 마찬가지로 그 구멍으로 숨이 들락날락하여 안경에 김이 서리기도 했다.

암세포들은 처음에 내 콧속 공간에서 맹렬히 불타오르듯 세력을 넓혀갔다. 이제는 반대로, 모습은 보이지 않지만 감추어진 힘으로 주변을 허물어가는 것 같았다. 마치 얼굴이 순간적으로 바뀌는 중국 가면극인 변검처럼 그 특성을 정반대로 바꾸어 자신이 아직 물러가지 않았음을 보여주었다.

2016. 6. 28 ~ 2018. 11. 16 성형수술

괴사 부위를 속수무책으로 두고만 볼 수 없었다. 괴사 부위가 눈 바로 옆 코 사이에 있어서 뇌와 아주 가까운 위치에 있었고 또 그동안 수술로 코 내부의 점막과 뼈 등 조직 세포들이 거의 제거된 상태라 외부와 뇌 사이에 아무런 방어 조직이나 구조물이 없는 빈 공간이었다. 외부 균이 침입하거나 염증이 생기면 바로 뇌로 연결될 수 있었다.

그래서 2016년 6월 28일부터 이 구멍을 메우는 성형수술을 시작하기로 했다. 먼저 목에 있는 피부를 떼어내어 괴사 부위에 이식하는 것을 시도했다. 그러나 괴사 부위의 조직과 혈관들이 두 번의 방사선 치료에 의해 많이 손상되어 있어서 이식한 조직들이 잘 붙지 않고 쉽게 염증이 일어나 실패를 여러 차례 했다. 이후 목 대신 이마에 있는 피부를 떼어내어 이식을 시도하였고 이때도 처음에는 역시 염증이 일어나서 다시 구멍이 뚫리기 시작했다. 여러 차례의 시도 끝에, 염증을 일으키는 세균에 대한 항생제를 바꾸어 무피로신이 주성분인 항생제 연고를 도포하니 그렇게 계속 일어나던 염증 반응이 다행히 일어나지 않아서 마침내 2018년 11월 16일에 구멍을 메울 수 있게 되었다. 천만다행이었다. 그때 나는 거의 포기할 지경에 놓여 있었다. 그동안 2년 5개월에 걸쳐 성형수술을 열한 차례 받았다. 이 수술이 힘든 이유가 피부를 붙이는 아래는 수술로 제거하여 텅 빈 곳이었고, 주변 조직과 혈관들은 방사선 치료에 의해 극도로 약해진 상태였기 때문이다. 그래서 혈관들이 잘 연결되지 않아 혈액 순환이 원활히 되지 않으므로 붙인 조직세포들이 쉽게 죽고 세균감염이 잘 일어나서 염증이 빈번하게 일어나는 상태였다. 이렇게 힘들고 까다로운 수술을 포기하지 않고 치밀하게 최선의 방법을 시도해 주신 성형외과 원장님께 깊이 감사를 드린다.

여러 차례에 걸친 수술과 회복 과정에서 매번 세균 감염을 막기 위해 항생제를 복용하고 연고도 발라주었다. 괴사 부위를 메꾸는 수술 과정에서 항생제의 혜택을 크게 받았다. 만약 항생제가 없었다면 이런 수술들을 할 수도 없고, 세균들의 침입을 막을 수도 없었을 것이다.

항생제는 인간의 질병 치료에 현재 광범위하게 사용되고 있다. 또한 지금까지 개발된 약 중에서 인류의 질병 치료와 생명 보호에 가장 큰 공헌을 한 것이 항생제이다. 인간이 항생제를 발견하고 다양한 유도체를 개발하면서 전염병과 감염 같은 치명적인 질병의 퇴치가 가능해진 것이다. 이런 항생제들은 질병 치료에 절대적으로 기여하였을 뿐만 아니라 인간과 미생물의 관계 그리고 인간과 미생물을 포함한 생명체의 끊임없는 역동성에 대해 좀 더 깊은 이해를 이루어지게 하였다. 이러한 항생제의 개발은 인간이 많은 질병의 원인이 박테리아라는 사실을 발견하면서 점차 가시화되었다. 대표적인 항생제인 페니실린과 세팔로스포린계 항생제들의 구조를 간단하게 그려보면 아래 그림4와 같이 표시할 수 있다.

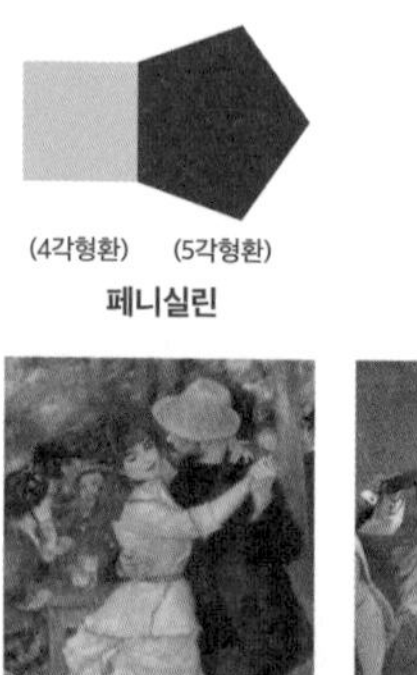

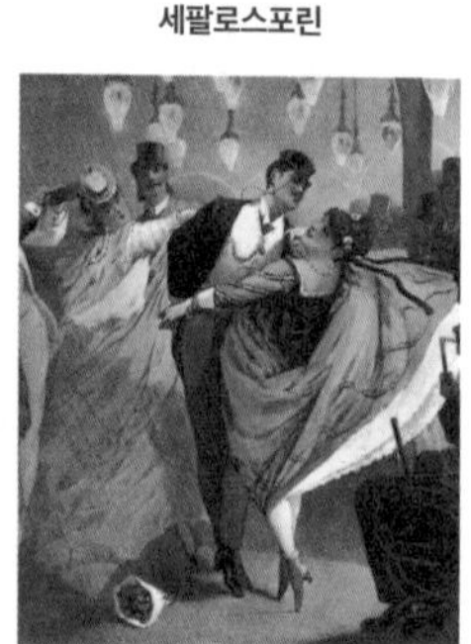

그림 4 ▶ 항생제의 구조와 춤

이 두 종류의 항생제에는 공통적으로 4각형의 분홍색 베타락탐 환이 있고, 여기에 페니실린인 경우는 청색의 5각형 환이 붙어 있고, 세팔로스포린에는 검은색의 6각형 환이 붙어 있는 구조이다.

이 항생제의 구조를 가만히 살펴보면 조금 작은 분홍색의 4각형 환과 그보다 조금 큰 5각형 또는 6각형 환이 두 남녀가 서로 손을 마주 잡고 있는 것같이 보인다. 즉 4각형의 베타락탐 환이 여성이고, 상대편 남성이 페니실린의 경우 5각형이고, 세팔로스포린인 경우는 6각형의 환이라고 상상해볼 수 있다. 여기에 상상의 옷을 좀 더 입혀 보면, 그림4의 아래쪽에 있는 회화와 같이 항생제들이 마치 두 남녀가 서로 손을 마주 잡고 춤을 추고 있는 모습 같아 보인다. 초기의 비교적 단순한 구조에서 환의 곁가지에 다양한 사슬들을 붙여서 수십 가지의 페니실린과 세팔로스포린 유도체들이 합성되었다. 세팔로스포린인 경우는 1세대부터 5세대까지 다양한 항생제들이 개발되었다.

이렇게 된 이유는 무엇일까? 처음 개발한 항생제의 항균 능력을 회피하는 내성균의 출현에 의해 이 균들의 공격을 방어할 수 있는 구조로 변형이 일어나고, 이렇게 변형된 항생제들에 대해 경구 투여 등 성능 개선을 위한 구조 변형이 후속으로 또 일어났기 때문이다. 이 과정이 세균의 반격으로 반복됨으로써 점점 더 복잡한 구조의 곁사슬을 가진 다양하고 기묘한 형태의 항생제들이 만들어진 것이다. 복잡하고 기묘한 형태의 항생제들을 춤추는 남녀와 비교해 보면 춤추는 사람들의 의상과 머리 스타일 그리고 몸의 장식들이 시대에 따라 또 유행에 따라 크게 변해간 것과 흡사하다. 대표적으로 페니실린계 항생제인 경우 초기에 개발된 페니실린G와 나중에 합성된 탈람피실린의 구조를 비교해 보고, 세팔로스포린계 항생제 중에서는 1세대 세팔로스포린C와 5세대 세프타로린 포사밀(ceftaroline fosamil)의 구조를 비교해 보면 항생제들이 얼마나 복잡한 구조로 변화해 왔는지를 짐작할 수가 있다(그림5). 이와 유사하게 두 남녀의 춤추는 모습도 시대와 유행에 따라 크게 변화되어 18세기 유럽에서는 화려하게 변모한 무도회 의상들이 나타났었다(그림6).

이렇게 1940~1960년대에 걸쳐 여러 종의 항생제들이 개발되어 상품화됨으로써 항생제의 화려한 무도회가 나타났다. 현재 사용하고 있는 항생제의 대부분이 이 시기에 출현한 것으로서 이 시기는 항생제의 황금시대라 할 만했다. 이후 1970~1980년대 사이는 세계 각국의 보건당국에서 병원균에 대한 통제가 이제는 인간의 손안에 있다고 안이하게 오판하여 새로운 항생제 개발을 등한시함으로써 침체기를 겪었다. 그러나 항생제에 대한 내성을

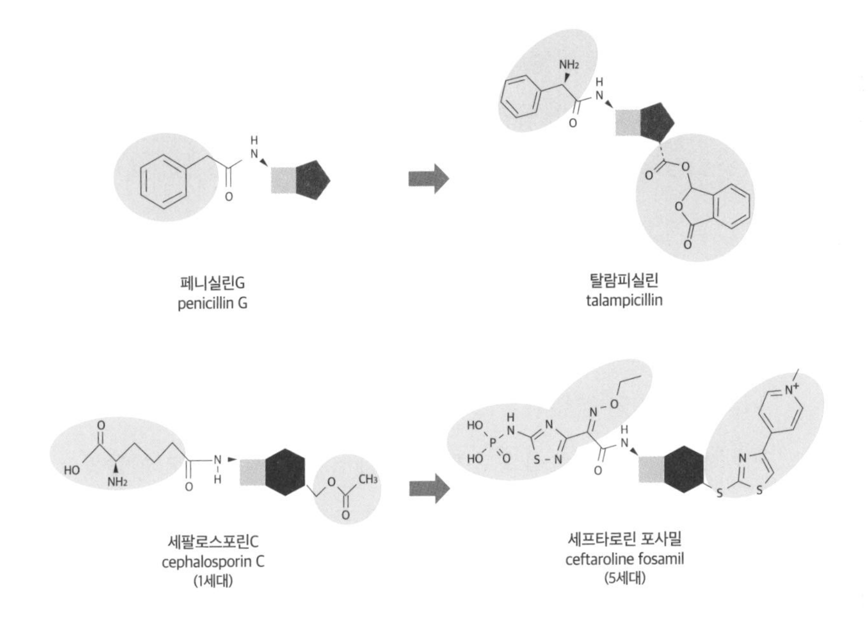

그림 5 ▶ 항생제의 구조 변화

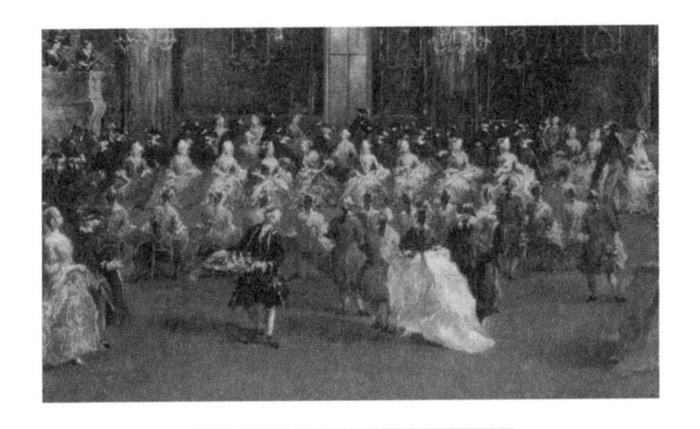

그림 6 ▶ 18세기의 화려한 무도회

출처: wikimedia commons

획득한 병원균들의 출현이 점차 심각한 상황으로 바뀌자 다시 새로운 항생제 개발에 박차를 가하면서, 2000년대 들어와서 소수의 신규 항생제가 나타났다.

항생제를 비롯한 약물들의 도움으로 괴사에 의해 생긴 내 눈 옆의 구멍이 메워지게 되었다. 밑의 공간까지 다 메워진 것이 아니고 피부 쪽만 연결되고 그 밑은 수술로 제거가 된 빈 공간이다. 마치 빈 곳 위에 지붕을 씌운 것과 같아서 돔 형태와 같다. 이탈리아 로마의 판테온 신전이나 경주 석굴암의 돔과 같이 둥근 형태로 빈 공간 위에 연결된 형태다. 이런 돔들은 위대한 건축물이면서 예술작품으로서 당대 최고의 건축 기술로 이루어진 것이다. 내 얼굴에는 이마에서 떼어 낸 조직과 방사선으로 손상된 눈 옆의 조직이 고난도의 기술로 어렵게 연결되어 빈 공간 위에 돔과 같은 형태로 이어져 있다. 겉모양은 아직 울퉁불퉁하여 좀 흉해 보이지만 앞으로 점차 자리를 잡아 가면 석굴암 돔과 같이 아름다운 모습을 띨 것이다. 그 돔 내부의 동굴과 같은 곳에는 무슨 일이 일어날지 알 수 없지만.... 그것이 어떤 형태이든 세포들에 의해 이루어지는 생명의 몸짓이라는 것은 분명할 것이다.

이러한 2번의 재발과 그에 따른 암 치료, 그리고 재활 치료와 성형수술 등 장시간에 걸쳐 수없이 병원에 다녀야 했다. 종양내과, 이비인후과, 방사선종양학과, 성형외과 등 여러 전문과를 가야했고, 어떤 때는 하루에 병원만 세 군데에 가기도 하였다. 내 직장이 병원으로 바뀐 듯 온종일을 병원에서 보낸 날도 많았다. 그 동안 암 치료에 관여하였던 많은 의료진의 노력에 마음 깊이 감사를 드리지 않을 수 없다. 한 분 한 분 거론 하지는 못했지만 이 분들의 도움으로 다행히 연구의 끈을 조금이나마 이어갈 수 있었다.

병원에 가는 지하철 안이나 병원에서 진료를 대기하고 있을 때도 연구 관련 논문을 계속 읽고, 아이디어를 생각하였다. 이 과정 동안 연구 결과를 우수한 논문으로 발표하는 것은 줄었지만, 그 대신 세 권의 책을 출판할 수 있었다. 2015년에 《과학의 발전과 항암제의 역사》를 출간하였고, 이 책의 영문 번역본인 《Cancer Drug Discovery, Science and History》를 2016년에 외국 출판사를 통해 발간하였다. 그리고 2017년에 모든 약의 특성과 개발 과정을 집대성한 《약의 역사》를 제자 및 동료 교수들과 공동으로 출간하였다. 이렇게 항암제와 약의 역사를 집대성하여 책으로 낸다는 것은 지난 역사를 되돌아봄으로써 앞으로 나아갈 방향을 가늠하고자 하는 의도였다. 그렇게 함으로써 미래에 새로운 연구의 길을 누군가 개척하는 데 조금이라도 밑거름이 될 수 있기를 바랐다.

마법의 탄환

| 3장 |

이렇게 지난 13년 동안 나는 암과의 만남에서 항암제와 같은 기적적인 약물의 도움으로 암이 드리운 암흑의 장막을 헤치고 밝은 양지쪽으로 걸어 나올 수 있었다. 암이 언제 다시 그 장막을 펼칠지 알 수 없지만. 이 약물들은 인간의 생명을 구하는 데 크게 기여를 하여 '마법의 탄환'이라고 불렸다.

_본문 중에서

이렇게 지난 13년 동안 나는 암과의 만남에서 항암제와 같은 기적적인 약물의 도움으로 암이 드리운 암흑의 장막을 헤치고 밝은 양지쪽으로 걸어 나올 수 있었다. 암이 언제 다시 그 장막을 펼칠지 알 수 없지만. 이 약물들은 인간의 생명을 구하는 데 크게 기여를 하여 '마법의 탄환'이라고 불렸다.

이 마법의 탄환은 독일 작곡가 베버의 오페라 〈마탄의 사수〉에 등장한다. 악마에게 영혼을 판 대가로 얻은 마법의 탄환은 백발백중의 위력을 발휘하므로 특정 질병에 탁월한 효능이 있는 약을 마법의 탄환이라고 하였다. 항암제도 이런 범주의 약으로 회자되었다.

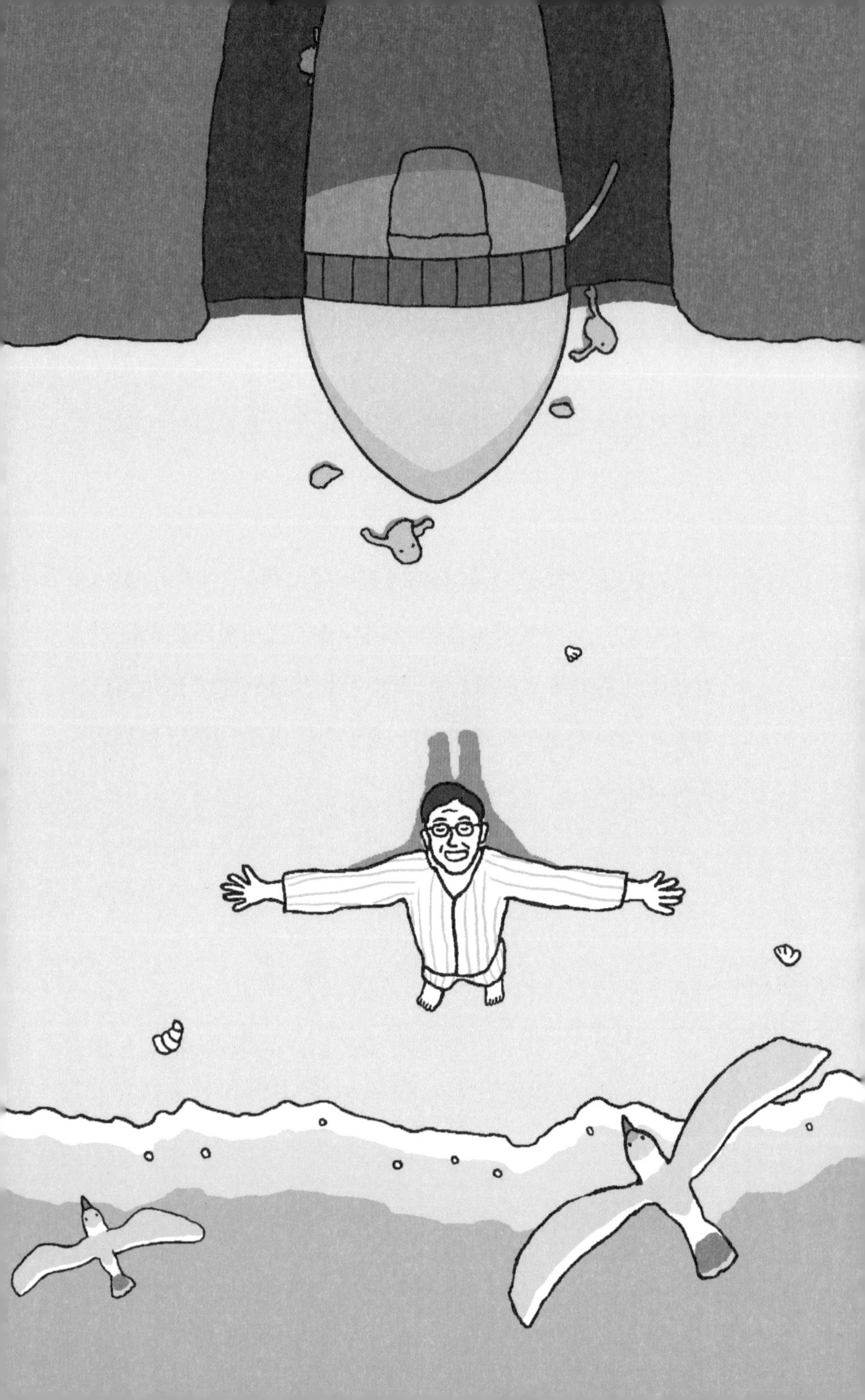

항암제 개발의 역사

이 마법의 탄환인 항암제들이 개발되기에는 무수히 많은 과학자들의 노력과 열정, 그리고 영감이 필요하였다.

항암제의 개발은 1850년 중반 피르호에 의해 암이 과학의 영역에 들어서고도 근 한 세기가 지난 후에야 가능하게 되었다. 왜냐하면 당시의 과학기술로는 인체에서 악성암의 증식 과정을 관찰할 수 있는 MRI나 CT 같은 현대적인 영상 장비들이 없던 시절이라 그 증식의 결과물만 볼 수 있었다. 더군다나 세포 분열의 생화학 및 분자생물학적 지식이 축적되지 않았기 때문에 항암제로 쓸 수 있는 세포 증식 억제제의 개발이 이루어질 수가 없었기 때문이다. 다만 현미경의 발달로 환자의 혈액 속에 급속하게 증식하는 암세포를 관찰 할 수 있었던 백혈병과 같은 혈액암이 암 연구와 항암제의 개발에 연구 대상으로 사용될 수 있었다.

1845, 백혈병 발견

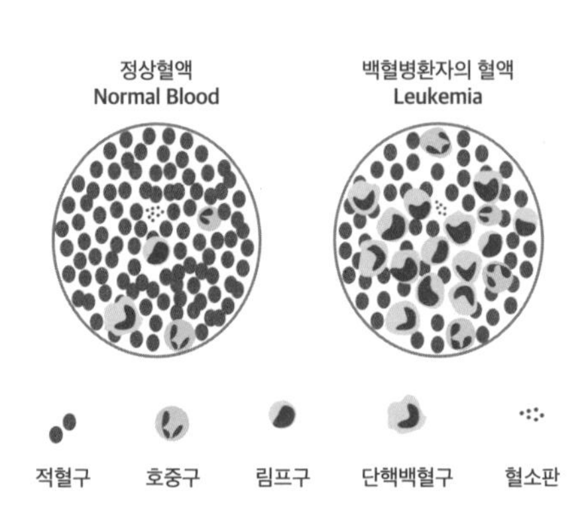

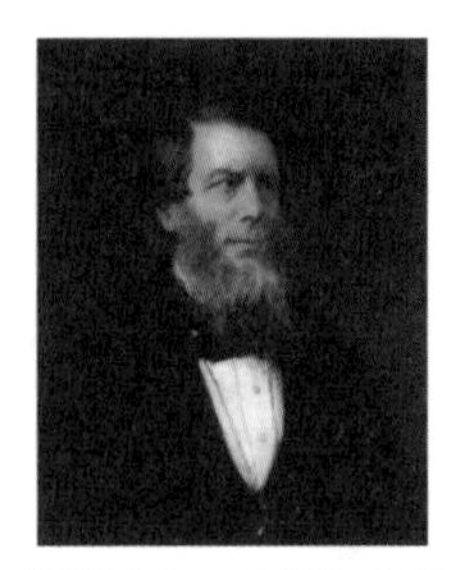

베넷 (J. H. Bennett, 1812 ~ 1875)

그림 7 ▶ 백혈병의 발견

이 백혈병(leukemia)은 1845년 스코틀랜드의 의사인 존 베넷(J. H. Bennett)이 열과 출혈 그리고 겨드랑이, 사타구니, 목에 부풀어 오른 종양으로 사망한 환자의 혈액이 백혈구로 가득 차 있다는 사실을 학계에 처음 보고하면서 알려지게 되었다(그림7). 그 후 피르호가 1847년 환자의 혈액이 붉지 않고 우윳빛으로 정상인보다 희게 보이는 현상에 근거하여 루케미아[leukemia(leukos-희다는 그리스어)]로 명명하면서 백혈병으로 학계에 분류되었다. 백혈병은 골수줄기세포에서 혈액의 붉은색을 나타내는 적혈구 등의 혈구세포들로 분화되는 과정에 이상이 생겨 중간 단계의 세포들로 분화가 정지되어 일어난다. 이 분화가 정지된 비정상 백혈구세포들이 맹렬히 분열을 계속하는 데 비해 인체의 생명 유지에 필수적인 산소공급을 담당하는 적혈구 세포들과 면역 기능을 담당하는 정상혈구세포들이 크게 부족하여 결국 사망에 이르는 악성암이다. 이런 백혈병은 소아에도 빈번하게 발생하여 1860년 독일의 안톤 비에르머(M. A. Biermer)가 소아백혈병을 처음 보고하였다. 특히 그가 보고한 소아 급성림프모구백혈병(acute lymphoblastic leukemia, ALL)은 발병 후 급속하게 미성숙한 백혈구세포들이 골수에서 증식하여 골수 안의 정상적인 세포를 손상시켜 수개월 내에 사망에 이르게 하는 치명적인 질환이다. 이러한 백혈병들은 그 증세의 초기부터 말기까지 혈액을 채취하여 현미경하에서 비정상 혈구세포들의 증식이 어떻게 일어나는지를 관찰할 수 있는 암종이었으므로, 초기 항암제 개발의 핵심 연구모델로 활용되어 암 연구와 치료에 크게 기여하였다. 이 백혈병이 항암제 개발 분야에서 성공적이었던 또 다른 이유는 관찰이 가능하였다는 사실 외에 그 발암 원인이 되는 돌연변이 유전자의 개수도 최근에 알려진 바에 의하면 8~12개로, 다른 고형암종(유방암 33개, 위암 53개, 폐암 147~163개)보다 그 숫자가 훨씬 적다. 그 덕에 치료 목표가 비교적 단순하다는 점도 크게 유리한 암종이었다. 즉 마법의 탄환들이 맞출 표적의 수가 다른 고형암종들에 비해 현저히 적다는 이점이 있었다. 그런데도 피르호가 1854년 암을 과학의 영역에 합류시키고 무려 90년이 지난 1940년대에야 암세포의 증식을 억제시키는 항암제들이 개발되기 시작하였다. 이 1940년대에 개발된 초기 항암제들은 세포 분열에 대한 과학적 지식이 축적되기 전이었으므로 사람에 대한 임상적 사례를 바탕으로 하여 암 연구자들의 뛰어난 통찰력과 상상력에 기반하여 이루어졌다.

본격적인 항암제의 개발은 미국 하버드 의과대학의 시드니 파버(Sydney Farber)에 의해 시작되었다. 그는 소아백혈병 환자를 치료할 수 있는 약물로서 DNA 합성을 차단시킬 수 있는 아미노프테린(aminopterin)을 1948년에 개발하였다. 이 약물로 소아백혈병 환자의 증상을 일시적이지만 극적으로 완화시키는 효과를 얻게 되었다. 이 결과와 더불어 1946년 미국 예일 대학교의 굿맨(L. S. Goodman)과 길먼(A. Gilman)에 의해 실시된 질소 겨자(nitrogen mustard)의 혈액암에 대한 일시적인 항암 효과에 의해 화학약물로서 암을 치료할 수 있는 화학요법제(chemotherapy)의 개념이 암 치료 분야에 자리 잡기 시작하였다. 이 개념에 의해 암세포의 증식을 억제시키는 세포독성 항암제들의 개발이 본격화되었다. 이런 세포독성 항암제는 일명 '고전적 항암제'로서 현재 새로운 항암제로 각광을 받고 있는 분자표적 항암제나 면역 항암제들과는 달리 일반적인 세포분열을 차단하는 항암제들로서 1940년대에서 1980년대 사이에 주로 개발된 약물이다. 이 시기는 모든 암들의 대표적인 특징인 지속적인 분열에 초점에 맞추어 세포 분열을 억제하는 세포독성 항암제들이 주로 개발되었으며, 이들 항암제들에 의해 모든 암들을 치료하고자 하는 보편적인 암 치료법의 확립을 목표로 하고 있었다. 이 시기에는 모든 암들을 하나의 범주에 포함시켜 다른 장기의 암들이라도 동일한 특성을 가진 것으로 간주하였다.

이런 관점에서 개발된 항암제들이 고전적 항암제들이다. 이 고전적 항암제에 속하는 것으로는 알킬화제(alkylating agent), 대사길항제(antimetabolite), 그리고 식물알칼로이드(plant alkaloids)와 항생제를 포함하는 천연물 항암제들이 있다.

그러나 이러한 세포독성항암제에 의한 보편적인 암 치료가 치료율을 높이지 못하는 벽에 부딪히자 암세포에 대한 기초연구에 1980년대부터 눈을 돌려 정상세포와의 차이점을 광범위하게 연구하여 그 차이점을 타깃으로 하여 개발된 항암제가 표적 항암제이다. 이런 표적 항암제로는 호르몬성 항암제와 분자표적 항암제가 있으며 1990년대 중반부터 활발하게 개발되었다. 그리고 최근 2010년대에 들어오면서 면역 항암제가 새롭게 각광을 받고 있다.

다시 말해 고전적 항암제들은 세포의 보편적이고 일반적인 분열 기전에 대한 억제 기능을 목표로 한다. 이에 비해 표적 항암제들은 그 타깃이 특정 표적을 대상으로 한다. 따라서 고전적 항암제들이 무차별적인 대량살상의 폭탄이라고 한다면 표적 항암제들은 특정 표적을 목표로 하는 정밀 미사일탄이라고 볼 수 있다.

1949년 미국 FDA에서 승인받은 최초의 항암제인 메클로에타민 이후 최근 2017년까지 약 180종의 주요 항암제들이 개발된 연대별로 표시해 보면 다음 그림과 같다(그림8).

그림 8 ▶ 항암제 개발 연대기

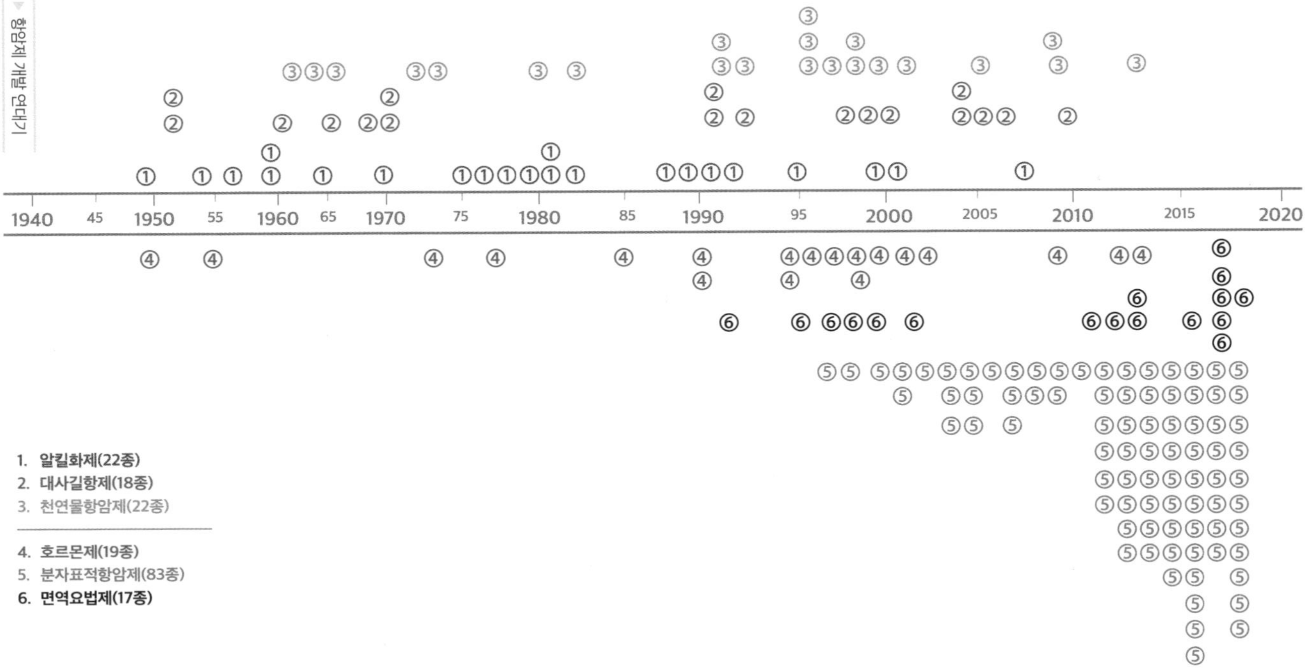

1. 알킬화제(22종)
2. 대사길항제(18종)
3. 천연물항암제(22종)

4. 호르몬제(19종)
5. 분자표적항암제(83종)
6. 면역요법제(17종)

최초의 항암제 군에 속하는 알킬화제(그림8의 ①)는 DNA에 손상을 일으켜 암세포의 분열을 억제하는 특성이 있고 1950년대에서 1980년대에 걸쳐서 집중적으로 개발이 되었다. 그리고 대사길항제(그림8의 ②)도 비슷한 시기인 1950~1960년대에 개발이 다수 되었다가, 공백기를 거친 후 1990년대에 다시 개발되는 패턴을 보인다. 이 약물들은 DNA 합성에 관계하는 여러 효소들에 대한 미끼분자로 작용하여 DNA 복제를 방해함으로써 세포증식을 억제한다.

천연물 항암제(그림8의 ③)들은 1955년부터 실시된 미국 암화학요법국립서비스센터(Cancer Chemotherapy National Service Center, CCNSC)의 본격적인 대규모 약물검색의 성과물로서 빈크리스틴(vincristine)을 포함한 식물 알칼로이드와 닥티노마이신(dactinomycin)과 같은 항생제들이 1960년대부터 개발되기 시작하여 1990년대에 집중적으로 개발되었고, 그 후에도 간헐적으로 개발되고 있다.

이런 초기의 고전적 항암제들은 그 작용기전이 대부분 세포증식에 필수적인 DNA의 손상과 복제 과정에 대한 억제였고 암의 원인이나 복잡성 및 다양성 등의 기초적인 암생물학적 이해가 이루어지지 않은 상태에서 개발이 되었다. 따라서 혈액암과 같은 한정된 종류의 암을 제외하고는 악성암의 대부분을 차지하는 간암, 폐암과 같은 고형암에 대해서는 기대한 만큼의 치료 효능이 나타나지 않았고 정상세포에는 심각한 부작용을 초래하였다.

본격적인 분자 표적 항암제가 등장하기 전 일부 암의 치료에 있어서 암의 생물학적 특성에 대한 이해로부터 호르몬요법의 항암제(그림8의 ④)가 개발되었다. 테스토스테론이나 에스트로겐 같은 호르몬에 의존적인 암종(전립선암, 난소암, 유방암)들은 이들 호르몬을 표적으로 하여 타목시펜(tamoxifen)과 같은 항호르몬 항암제들이 1930년대 말부터 알려졌으나, 1990~2000년대에 걸쳐 본격적으로 개발되었다.

그리고 1990년대부터는 새로운 개념의 분자표적항암제(그림8의 ⑤)들이 급속하게 개발되었다. 이 분자표적 항암제의 등장이 가능하게 된 주요 원인은 1980년대부터 광범위하고도 급속하게 발전한 암에 대한 깊이 있는 생물학적 연구 성과의 축적 덕분이다. 즉 분자생물학을 주요 연구 도구로 사용한 대대적인 연구 결과에 힘입어 암세포의 발생과 악성화에 대한 분자기전이 상세히 이해되었고, 다양한 암종에서 중요한 역할을 담당하는 다수의 인자들이 발견되면서 이들을 표적으로 하는 약물들의 개발이 촉진되었다. 이 분자표적 항암제들은 2000년대 이후 가장 큰 항암제군을 형성하여 그림8과 같이 최근 개발된 항암제들의 절대 다수를 차지하고 있다. 이 분자표적 항암제들은 마법의 탄환으로 언론매체에 자주 소개가 되었다. 대표적으로 만성골수성 백혈병 치료제인 글리벡을 "마법의 탄환"이라고 이 약을 개발한 제약회사인 노바티스에서 대대적으로 선전하기도 하였다.

그리고 면역 항암제(그림8의 ⑥)들은 1990년대에 소수가 개발되었다가 침체기를 거쳐 2010년부터 다시 급속히 활성화되고 있는 항암제군이다. 최근에 개발되는 면역 항암제들은 분자표적을 타깃으로 한다는 점에는 다른 분자표적항암제와 유사하지만, 이들 항암제들이 나타내는 항암기전은 기존의 분자표적 항암제들과 달리 체내 면역 활성화 또는 정상화에 관여한다. 즉 다른 항암제들과 달리 인체 내 시스템 중 하나인 면역계를 활성화시킨다는 점이 이 면역 항암제의 가장 큰 특징이다. 그러나 아직 그 항암기전이 아직 규명이 안 된 부분이 많이 있다.

이와 같이 그림8은 인간이 개발한 항암제들의 종류와 어느 시기에 얼마나 개발되었는지 전체적인 흐름을 보여준다. 특히 2000년대에 들어와서 지난 수십 년간에 걸친 생명과학 연구의 결실로써 새로운 항암제들이 획기적으로 등장하고 있음을 여실히 알 수 있다.

고전적 항암제는 대량살상폭탄과도 같이 무차별적이다

고전적 항암제 중 가장 초기에 개발된 알킬화 항암제인 메클로에타민(mechlorethamine)은 DNA 복제를 차단하여 항암 효과를 나타낸다. 이 메클로에타민은 질소 무스타드(mustard)로서 무스틴(mustine)이라고도 하며, 그 개발의 단초는 제1차 세계대전으로 거슬러 올라간다.

무스타드는 황겨자가스(mustard sulfur gas, Yperite)의 형태로 제 1차 세계대전에서 독가스로 사용되었다. 1917년 7월 독일군이 벨기에의 연합군 진영에 황겨자가스 폭탄을 투하하면서 많은 사상자를 발생시켰다.

제1차 세계대전이 끝난 1919년 미국의 병리학자 에드워드 크럼바와 헬렌 크럼바 부부는 독일군이 사용한 황겨자가스에 노출되었던 생존자들을 대상으로 이 독가스의 장기적 영향을 조사한 결과, 생존자들의 골수와 림프절이 퇴행되었고, 혈구세포들의 숫자가 현저히 저하되어 있음을 발견하였다.

그 후 화학물질에 의한 발암 기전을 연구하던 영국 리드 대학교의 베렌블룸(Berenblum)은 1929년이 황겨자가스가 타르처럼 피부암을 촉진하리라 예상하였으나 예상과 달리 강력한 항암 효과를 관찰하여 황겨자가스의 항암 효과를 처음으로 보고하였다. 이 결과를 바탕으로 하여 동물실험에서 항암 효과가 확인되고 흑색종, 편평상피암 등 여러 암환자의 피부 환부에 황겨자가스를 도포하는 임상시험이 실시되어 그 치료 효과가 1931년에 보고되었다.

그 후 제2차 세계대전 중인 1943년 연합군의 군함에 적재된 액상 황겨자가스 폭탄이 독일군의 공습에 의해 폭발하여 많은 피해자가 발생하였으며 이들 피해자들의 골수와 림프절이 극심한 손상을 입었고 백혈구가 고갈되어 있다는 사실이 알려졌다. 이러한 관찰에 근거하여 황겨자가스가 세포 분열이 활발한 암세포에 대해 선택적인 세포독성을 나타낼 수 있을 것으로 예상되어 항암제로의 가능성이 제시되었다.

이 황겨자가스를 실제 항암제로 적용한 과학자가 미국 예일 대학교의 굿맨(L. S. Goodman)과 길먼(A. Gilman)이다. 이들은 황겨자가스의 혈구세포에 대한 선택적인 세포독성 효과에 주목하여 생쥐 백혈병 모델에서 그 치료 효과를 조사하였다. 그 결과 암 치료 효과는 관찰되었지만 위장관과 골수 등에서 강력한 독성이 관찰되었다. 이 독성의 원인이 황겨자가스의 높은 반응성 때문이라고 추측하여, 황원소를 반응성이 낮은 질소원자로 치환한 질소겨자(nitrogen mustard) 유사체를 여러 가지 합성한 후, 그중 메클로에타민이 약한 독성을 가지면서 강력한 항암 효과를 나타내는 것을 동물 모델에서 관찰하였다. 그런 다음 1946년 호지킨 림프종 환자에서 완전한 암의 퇴치는 아니지만 항암 효과가 적어도 수주 동안 지속되는 것을 처음으로 관찰하여 암이 화학약물에 의해 치료될 수 있다는 화학요법의 가능성을 최초로 제시하게 되었다(그림9). 그 후 추가적인 임상시험에서도 비슷한 치료 효과가 관찰되면서 메클로에타민은 1949년 첫 번째 항암제로 미국 FDA가 승인해 아직까지 임상적으로 사용되고 있다.

1946, 악성 림프종에 질소겨자 사용

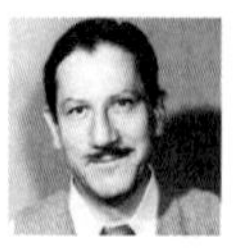
굿맨
(L. S. Goodman,
1906 ~ 2000)

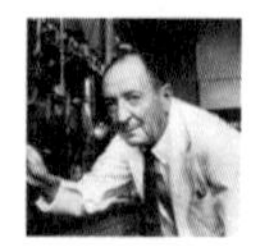
길먼
(A. Gilman,
1908 ~ 1984)

그림 9 ▶ 질소겨자의 항암작용 발견

또 다른 고전적 항암제로는 대사길항제인 엽산 유사체가 있다. 엽산 유사체는 항암제뿐 아니라 항염증제나 면역억제제로 사용되는 세포독성 약물로서 엽산의 기능을 방해하여 세포 분열에 반드시 필요한 DNA와 단백질의 전구체가 합성되지 못하게 하여 세포 분열을 억제시킨다.

역사상 첫 번째 항암제로 승인된 약물은 앞에서 설명한 질소겨자인 메클로에타민이고, 두 번째 항암제로 개발된 약물은 엽산유도체인 아미노프테린(aminopterin)이다. 이 약물은 DNA 합성을 방해하여 항암 효과를 나타낸다. 엽산은 인도 뭄바이에서 근무하던 영국인 의사 루시 윌스(Lucy Wills)에 의해 뭄바이 지역의 방직공장 여성 노동자들이 임신 중 만성 영양결핍에 의해 발생한 악성빈혈에 효모식품이 효과가 있으며, 그 효능 성분이 엽산임을 1928년에 발견하였다.

이런 결과에 착안하여 1946년 하버드 의과대학의 소아 병리학자인 시드니 파버는 엽산이 악성 혈구세포를 정상 혈구세포로 전환시킬 수 있으리라 가정하고 엽산을 소아 임파성 백혈병 환자에 투여하였다. 그러나 예상과는 반대로 엽산은 악성 백혈구의 증식을 더욱 촉진시켜 환자의 상태를 악화시키는 결과를 초래하였다. 이 결과에 의해 가설을 수정하여 엽산의 길항제가 암 치료에 효과가 있으리라 예상하였다. 이러한 가설에 의해 1948년 파버는 엽산의 길항제인 아미노프테린으로 임상시험을 수행한 결과, 소아 백혈병환자의 증상을 일시적이지만 극적으로 완화시키는 효과를 얻게 되었다(그림10). 이 결과는 자신의 무수한 소아백혈병 환자들을 속수무책으로 바라만 보았던 파버에게 크나큰 희망과 영감을 주었다. 이일을 계기로 하여 파버는 암세포의 생물학적 특성이 아직 파악되지 않은 상황이었지만 여러 약물들의 항암효능을 본격적으로 연구하였고, 학계뿐만 아니라 일반 대중들에게도 암이 화학물질에 의해 치료 될 수 있다는 암정복의 캠페인을 대대적으로 전개하였다. 그 결과 미국에서 국가적인 암 연구 프로젝트가 가동될 수 있는 국가암법(National Cancer Act)이 1971년 발효되는 데 핵심 역할을 하였다. 이러한 항암제 개발에 대한 전국가적인 관심과 지원방안을 이끌어낸 공적으로 그의 이름이 하버드 의과대학 다나 - 파버 암 연구소에 영원히 남게 되었다.

1948, 소아백혈병을 대상으로 화학요법 본격적으로 시작

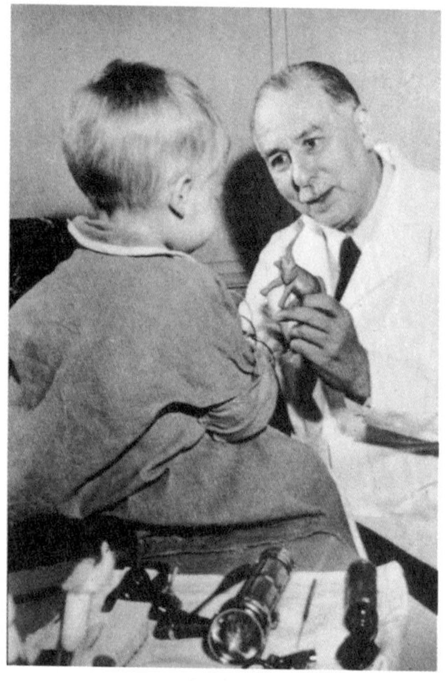

시드니 파버
(S. Farber, 1903 ~ 1973)

그림 10 본격적인 화학요법 시작

그 후 이 아미노프테린보다 효능이 개선된 메토트렉세이트 (methotrexate, MTX)가 개발되어, 1953년 급성 임파성 백혈병 치료제로 FDA 승인을 받았다.

이 MTX는 1951년 유방암에 적용되어 증상 완화 효과를 나타내어 처음으로 혈액암이 아닌 고형암에서 항암제에 의한 치료 요법의 가능성을 제시하였다. 그 후 난소암, 방광암 그리고 두경부암에서도 치료 효과가 관찰되었다. 그리고 1956년 미국 암 연구소의 리(M. C. Li)는 여성의 태반에서 발생하는 희귀암인 융모암의 치료에 MTX를 사용하여 암의 첫 번째 완치 효과를 얻었다. 이 결과는 혈액암뿐만 아니라 전체 암의 90퍼센트 이상을 차지하는 절대 다수의 고형암들도 항암제에 의해 치료될 수 있다는 획기적인 성과였다. 이 성과에 고무되어 항암제에 의한 화학요법(chemotherapy)이 수술요법 및 방사선요법과 더불어 암 치료의 3대 주요 분야로 자리 잡게 되었다.

이러한 희망적인 성과에 힘입어 항암제에 의한 고형암의 치료법 개발이 광범위하게 진행되는 계기가 되었고, 특히 MTX를 비롯하여 그 당시 개발된 몇 종의 항암제들을 고용량으로 병용해 사용하는 고용량복합요법이 1970~1980년대에 걸쳐 성행하게 되었다.

세 번째 고전적 항암제 약물은 천연물 항암제(그림8의 ③)들이다.

천연물 항암제에는 식물에서 분리된 빈카알카로이드(vinca alkaloids), 탁산(taxane) 유사체, 캠프토세신(camptothecin) 유도체와 다양한 미생물 균종에서 분리된 항생물질들이 포함된다. 빈카알카로이드와 탁산 유사체는 세포 분열 과정에서 염색체 분리에 관계하는 미세소관의 기능을 저해하여 세포 분열을 차단함으로써 항암작용을 나타낸다. 그리고 캠프토세신 유도체와 항암성 항생물질들은 DNA에 끼어들어 DNA 손상을 유발하여 항암작용을 나타낸다.

이 중 식물추출 항암제로서 대표적인 빈카알카로이드는 빈블라스틴과 빈크리스틴이 있다. 이들은 1958년과 1961년에 식물에서 각각 순수 분리되었다.

빈블라스틴과 빈크리스틴은 비슷한 구조로 되어 있지만 항암 효과에서는 다른 활성을 나타내었다. 즉 빈블라스틴은 주로 생식세포 암에서 강한 효과를 가지며 부작용이 상대적으로 심한 반면, 빈크리스틴은 소아 혈액암과 윌름즈 종양, 신경아세포종 등 소아성 고형암의 치료에 효과가 있고 부작용이 상대적으로 적게 나타난다.

그 외 식물추출 항암제로는 캠프토세신이 있다. 캠프토세신은 중국전통의학에서 암 치료제로 사용되던 중국 자생의 희수나무(*Camptotheca acuminata*)에서 추출된 알칼로이드로서 1966년 발견되었다. 그러나 이후에 실시된 임상시험에서 캠프토세신은 강력한 방광 독성이 관찰되었기 때문에 임상적용이 중지되었다. 그 대신 1990년 독성을 약화시킨 토포테칸(topotecan)과 이리노테칸(irinotecan)이 개발되었다. 이 항암제들은 1996년 토포테칸이 전이성 난소암의 치료제로, 이리노테칸이 전이성 직장결장암 치료제로 각각 승인되었다. 또한 이후 수행된 임상시험 결과를 바탕으로 위암, 폐암 및 교모세포종의 항암 치료에도 사용되고 있다.

천연물 항암제의 범주에는 식물에서 추출한 것 외에도 미생물에서 분리한 항생제가 다수 포함이 되며 이들을 항암 항생제라 한다. 대표적으로 악티노마이신 D(actinomycin D) 와 안트라사이클린(anthracycline)이 있다.

1928년, 플레밍(A. Fleming)이 푸른곰팡이(*Penicillium notatum*)에서 페니실린을 발견하면서 항생제는 세균을 죽이는 생리활성 물질로 정의되어 사용되었지만, 타 질병에의 응용도 점차적으로 확대되어 갔고 암 치료에도 사용되었다. "항생제(antibiotic)"라는 용어를 1942년 처음 제안한 미국의 왁스먼(S. Waksman)은 항생제 발견의 최고 광맥인 스트렙토마이세스(Streptomyces) 균종에서 폐결핵 치료제인 스트렙토마이신(streptomycin)을 비롯하여 악티노마이신(actinomycin), 네오마이신(neomycin) 등의 항생제들을 다수 발견하여 1952년 노벨생리의학상을 수상하였다.

하버드 의과대학의 시드니 파버는 대사길항제인 아미노프테린과 MTX로 항암 화학요법의 가능성을 확인한 후 1954년부터 항생제를 새로운 항암제 검색 약물군으로 설정하고 왁스먼이 발견한 20여 종의 항생제에 대한 항암 효과를 생쥐의 백혈병모델을 이용하여 조사하였다. 그중 악티노마이신 D가 생쥐 암모델에서 강력한 항암 효능이 관찰되어, 먼저 소아성 백혈병 환자를 대상으로 임상시험을 실시했으나 뚜렷한 결과를 얻지는 못하였다. 그러나 희귀암종의 하나인 윌름즈종양에서 뛰어난 효과를 관찰하였다. 이를 계기로 파버는 백혈병을 벗어나서 고형암 치료에도 암화학요법을 확장하게 되었다. 그 결과 악티노마이신 D는 1964년 윌름즈종양, 횡문근육종, 생식기암 등의 치료제로 FDA 승인을 받았다.

그리고 안트라사이클린군의 항암 항생제의 역사는 1962년 두 연구 그룹이 다우노루비신(daunorubicin)을 동시에 발견함으로써 시작되었다. 즉 이탈리아의 그렐린(A. Grelin) 등은 아풀리아 지역에서 채취한 스트렙토마이시스 퍼시셔스균(*Streptomyces peucetius*)이 생쥐 암모델에서 항암 효능이 뛰어난 선홍색[루비(ruby)색] 의 항생제를 생산하는 것을 발견하였다. 비슷한 시기에 프랑스의 뒤보(M. Dubost)

등도 다른 종의 스트렙토마이시스균(*Streptomyces caeruleorubidus*)에서 같은 물질을 발견하여 두 그룹은 이 항생제를 발견지역인 다우니(Dauni, 아풀리아의 로마시대 지역명)와 색깔(ruby)을 조합하여 "다우노루비신(daunorubicin)"으로 명명하였다. 1967년 급성 백혈병과 임파성 백혈병 환자를 대상으로 다우노루비신의 임상시험이 실시되었고 그 치료 효과가 확인되어 1979년 FDA에 항암제로 등록되었다.

그러나 다우노루비신은 심각한 심장 독성이 관찰되어 보다 안전한 약물을 개발하는 연구가 진행되었다. 1967년 이탈리아의 아르카모네(F. Arcamone) 등은 스트렙토마이시스 퍼시셔스균의 변이체로부터 독성이 완화된 독소루비신(doxorubicin)을 발견하였다. 독소루비신은 다우노루비신의 주요 치료 대상이던 백혈병뿐만 아니라 고형암에서도 치료 효과를 나타내었다. 즉 다양한 고형암 환자를 대상으로 임상시험을 실시한 결과 백혈병, 호지킨 림프종, 방광암, 유방암, 위암, 난소암, 갑상샘암, 연조직 육종, 골육종 등 매우 다양한 암에서 효과가 입증되어 1974년 FDA에 항암제로 등록되었고 현재까지 널리 사용되고 있다.

이렇게 고전적 항암제들은 세포 분열을 억제시키는 약물로서 우연히 발견된 경우도 있고, 세포 분열의 핵심적인 인자들이 발견된 후 그 인자를 억제하는 약물들이 발굴되어 항암제로 활용되었다. 즉 세포의 분열에 대한 인간의 이해가 진전되면서 고전적 항암제의 개발도 그 궤를 같이하여 발전하였다. 그러나 이 고전적 항암제들의 공격 범위에는 암세포뿐만 아니라 분열하는 정상세포들도 무차별적으로 포함되어 있어 다양하고 혹독한 부작용을 나타내었다.

표적 항암제는 정밀미사일탄과 같이 특정표적을 가진다

최근의 분자표적 항암제가 등장하기 전에 특정 표적을 대상으로 하는 표적 항암제들이 이미 개발되었는데 대표적으로 특정 호르몬을 대상으로 하는 호르몬성 항암제가 이에 해당한다. 1900년대 초반 화학요법의 선구자인 파울 에를리히는 화학약물의 무차별적 독성으로 인해 암화학요법의 실패를 경험했다. 이러한 경험에서 얻은 교훈으로 파울 에를리히는 암세포 특이적인 마법의 탄환의 개발은 생물학적 이해에 기초한 정상세포와 암세포에 대한 차이의 발견이 필수적으로 요구된다고 주장하였다. 그의 이러한 시대를 앞선 선견지명은 그 후 수십 년 동안에 이루어진 암생물학의 연구 결과가 축적된 후에 분자표적 항암제로 실현되었다. 그러나 항암제 개발 역사의 초기에 특정암의 생물학적인 특성의 이해에 바탕을 둔 성공적인 사례가 호르몬성 항암제들이다. 호르몬성 항암제는 전립선암이 고환 제거에 의해, 그리고 유방암이 난소 절제에 의해 호전되는 현상으로부터 시작되었다. 후속 연구에 의해 이들 조직에서 분비되는 테스토스테론과 에스트로겐 같은 호르몬이 전립선암, 유방암의 성장과 관련되어 있다는 사실이 밝혀지면서 이들 호르몬의 활성을 조절하는 화합물들이 항암제로 개발되었다.

이 중 전립선암 관련 호르몬 항암제의 개발은 다음과 같이 이루어졌다. 1920년대 말 미국 시카고 대학교의 허긴스(C. B. Huggins)는 개의 전립선암을 연구하면서 고환이 제거되었을 때 전립선암이 급격히 줄어드는 현상을 관찰하였고 그것은 고환에서 공급되던 테스토스테론의 고갈로 인해 암세포의 성장이 정지되기 때문이라는 사실을 발견하였다. 즉 전립선암은 자립적으로 생존이 가능한 것이 아니라 특정 호르몬에 의존하여 성장한다고 발표하였다. 그 후 허긴스는 1941년 합성 에스트로겐인 디에틸스틸베스트롤(diethylstilbestrol, DES)이 테스토스테론 합성을 억제하는 화학적 거세 기능을 나타내어 수 개월간 전립선암의 증상을 완화시키는 사실을 발견하여 1950년 전립선암의 치료제로 FDA 승인을 받았다. 이 연구는 무선택적 세포독성 항암제가 아닌 특정 표적에 대한 약물로 암을 치유할 수 있는 가능성을 처음으로 제시하여 표적 항암제라는 새로운 분야가 열리게 되었다. 허긴스는 이런 표적 항암제에 의한 전립선암의 치료법을 개발한 공로로 1966년 노벨생리의학상을 수상하였다.

그 후 안드로겐의 활성 억제를 통한 전립선암의 치료 약물들이 속속 개발되었다. 안드로겐은 에스트로겐과 유사하게 수용체 단백질과 결합하여 전립선 암세포의 성장을 촉진하는 것으로 밝혀져 안드로겐의 합성 억제 및 수용체와의 결합 방해 등 다양한 방식으로 안드로겐 활성을 억제하는 약물들이 고안되었다.

또 다른 호르몬의존성 암종으로는 유방암을 들 수 있다. 1890년대 말 영국의 외과의사인 조지 빗슨(George Beatson)은 "소의 난소를 제거하면 젖의 분비가 증가된다"라는 속설에 따라 난소가 유방의 생리적 작용을 조절하는 기능이 있으리라 예상하고 유방암 환자의 난소를 제거하자 암의 증세가 완화되는 것을 관찰하였다. 그 후 난소에서 합성된 에스트로겐이 호르몬으로 작용하여 유방의 생리적 작용을 조절한다는 사실이 밝혀졌고, 난소 절제뿐만 아니라 부신, 뇌하수체 등 호르몬 조절 기관의 절제를 통한 유방암 치료법이 1960년대까지 활발히 실시되었다. 하지만 이러한 내분비기관의 절제술은 일부의 유방암 환자들에서만 치료 효과를 나타내었다.

유방암 환자의 일부에서만 효과가 나타난 이유가 다음과 같은 과정을 거쳐 밝혀졌다. 에스트로겐을 유방암에 적용하기 전에 에스트로겐이 배란을 늦춘다는 사실에 의해 합성 에스트로겐 유사체를 여성 피임약으로 개발하는 연구가 1950년대 후반부터 시작되어 1962년 쥐에서 배란을 억제하는 효과를 가진 타목시펜이 발굴되었다. 그러나 이 타목시펜은 사람에서는 쥐와 반대로 배란을 촉진하는 항에스트로겐 작용을 나타내었다. 따라서 이 항에스트로겐 효과가 난소 절제와 유사하게 작용하여 유방암을 억제할 수 있으리라 예상되었다. 1969년 유방암에 대한 타목시펜의 치료 효과를 조사한 결과 일부의 환자에서 뚜렷한 항암 효과가 확인되었다. 이 일부 환자들의 유방암은 에스트로겐 수용체(estrogen receptor, ER)를 가지고 있다는 사실이 1973년 발견되었다. 즉 유방암 환자 중 에스트로겐 수용체가 있는 ER 양성 환자에 대해서만 타목시펜이 특이적으로 항암 효과를 나타낸 것이다. 이러한 연구는 동일 장기의 암이라도 분자수준의 특성은 다르다는 새로운 사실을 제시한 것이다. 다시 말하면 특정 암세포에는 특정 암 유발 핵심분자가 존재하고 그 핵심분자의 기능을 선택적으로 억제하는 약물에 의해 항암 효과를 나타낼 수 있다는 사실이 처음으로 밝혀진 것이다. 이런 결과에 의해 분자표적 항암제의 개발에 대한 이론적 근거가 수립되었다.

타목시펜은 본격적인 임상시험을 거쳐 1977년 전이성 유방암에서 치료효과가 관찰되어 FDA 승인 약물로 등록되었으며, 1981년 진행성 유방암 환자를 대상으로 하는 수술 후 보조요법 약물로 사용한 임상시험 결과에도 재발 억제 효능을 나타내었다. 이와 같이 타목시펜을 이용한 유방암 치료는 화학요법제에서 나타나는 세포독성 부작용을 크게 줄일 수 있고, 암세포의 특정표적을 대상으로 한 표적 항암제로서 항암제 치료의 새로운 이정표를 세우는 계기가 되었다.

그 외 호르몬성 항암제들은 암 치료의 보조약물로 사용되어 암을 완화시키거나 화학요법제의 부작용을 감소시키기도 한다. 대표적으로 코르티코스테로이드(corticosteroid) 호르몬이 있고, 이런 약물로 1953년 개발된 프레드니손(prednisone)은 강력한 면역 및 염증 억제 기능을 가지고 있다. 이 약물은 다른 화학요법제와 병용하여 급성 임파구성 백혈병(ALL), 비호지킨림프종, 호지킨림프종, 다발성 골수종 등 혈액암의 치료에 사용되었다. 1964년 미국 국립암연구소(NCI)의 프라이(E. Frei)와 프라이라이치(Freireich)가 소아 급성 임파구성 백혈병 치료를 위해 실시한 첫 번째 복합화학요법인 VAMP(vincristine, aminopterin, mercaptopurine, prednisone)와 호지킨림프종 치료에 성공한 MOPP[mechlorethamine, Oncovin(vincristine), procarbazine, prednisone] 복합요법(1967년) 등에서 사용되었다.

분자표적 항암제,
암을 분자수준에서 해석하다

최근에 급속하게 개발되고 있는 항암제들이 분자표적 항암제들이다. 이들 항암제의 개발은 암세포에 집중적으로 연구의 초점이 모아지면서 가능하게 되었다.

1960년대 중반에 시작되어 1970년대 말까지 화학요법에 의한 암 치료의 중심에 있었던 복합화학요법도 초기의 몇몇 혈액암 치료의 성공 이후 대부분의 고형암 치료에서는 고전을 거듭했다. 미국에서 1971년부터 시행된 암정복 프로그램의 핵심지원 분야였던 복합화학요법의 고형암 치료 연구는 대규모의 장기적 임상시험에도 불구하고 획기적인 성과를 얻지 못하면서 1980년대 부터 암화학요법의 진보는 점차 느려지게 되었다. 결정적으로 골수이식술까지 병용하여 실시된 거대용량 복합화학요법이 인체에 투여할 수 있는 최대치의 항암제를 사용하였음에도 불구하고 유방암 치료에 있어서 기존 복합화학요법과 차이가 없는 것으로 2003년 최종 판명되면서 세포독성 화학요법을 통한 암 치료는 한계점에 다다랐다는 인식이 널리 퍼졌다. 이러한 전통적인 화학요법의 실패 과정에서 연구자들은 개개 암종의 복잡성과 다양성에 대한 깊이 있는 생물학적 이해가 암의 효과적인 치료를 위해 필요하다는 생각을 하게 되었다. 이 시기 이전에는 암을 보편적인 세포 독성 항암제로 치료할 수 있으리라 가정하였으나 개개 암종들이 매우 다양하고 독특한 특성이 있다는 사실이 새롭게 밝혀지게 되었다.

이러한 문제점들을 해결하기 위한 새로운 시발점은 암세포에서 작동하는 유전자 연구로부터 비롯되었다. 1976년 미국의 바머스(Varmus)와 비숍(Bishop)에 의해 인간 세포에서 종양유전자가 발견되면서 암을 분자수준에서 해석하려는 새로운 연구가 전개되었다. 미국 국립암연구소(NCI)는 그 움직임의 잠재력을 인식하고 1984년부터 대규모 암기초 연구 지원 프로그램인 암분자생물학 연구 프로그램을 시작하였다. 또한 이제까지 항암제 스크리닝에서 중요한 역할을 수행하던 생쥐 백혈병 모델이 인간 암을 대상으로 하기에는 불충분하다는 점이 인식되면서 NCI는 1989년 일곱 가지 인체 조직에서 유래한 인간 암세포 60종을 이용한 새로운 항암제 검색법을 확립하였다. 이렇게 암세포 내부의 유전자 변이와 단백질의 변이를 정밀하게 조사할 수 있는 실험 기법들이 확립되면서 정상세포와 암세포의 분자수준에서의 차이점을 심도 있게 밝혀나가게 되었다. 이러한 흐름은 기존의 생명과학의 연구 방향과 같은 것으로써 암세포를 중심으로 한 연구들이 한층 더 강화되고, 세포 내 유전자 수준에서의 차이점들이 더욱더 세밀하게 규명되었다.

이러한 암세포를 대상으로 한 기초 연구의 결과로 1990년 초에 이르러 암의 발병 원인과 진행에 대한 이해가 축적되면서 암을 공략할 새로운 치료법의 이론적 근거들이 구축되었다. 즉 암은 유전자 변이에 의한 변이 단백질의 활동에 의존한다는 점, 그리고 지속적인 성장을 위해 암은 특이적인 활성화 경로를 구축한다는 점, 또한 생존과 전이를 위해 암종마다 미묘하게 다른 보조 경로를 만들어 내는 점 등이 알려졌고 이들 발견에 근거한 암 특이적인 분자들이 발굴되었다. 그리고 이 특이적인 분자들에 의해 활성화된 암화 경로의 차단에 초점을 맞춘 새로운 분자표적 항암제들이 개발되기 시작하였다.

분자표적 항암제는 암의 성장과 진행에 주요한 역할을 수행하는 특정 생체분자의 기능을 저해하여 특정암에서 암세포 분열 혹은 혈관생성 억제, 암세포 사멸 촉진, 그리고 암세포 특이적 독성약물 전달 등 다양한 방식으로 암을 공격하는 약물이다. 분자표적 항암제의 두드러지는 장점은 개별 암종이 가지고 있는 특이적인 분자 표적에 초점이 맞추어져 있으므로 전통적인 세포독성 항암요법과 같은 기존의 치료법보다 암세포를 좀 더 정밀하게 공격하여 상대적으로 부작용이 적을 것으로 예상되었다.

그러나 개발 초기에 크게 기대를 모았던 이런 예상과 달리 분자표적 항암제에도 내성을 가진 암세포들이 출현하고, 여러 부작용도 동반하여 암이 쉽사리 완치되지 않고 아직 미로 속에 있음을 보여주고 있다.

1995년 트레티노인(tretinoin, all-trans-retinoic acid, ATRA)을 시작으로 2017년까지 항암제로 승인된 분자표적 항암제는 80여종에 이르고 있어서 최근 개발되고 있는 항암제의 대부분을 차지하고 있다(그림8의 ⑤). 그리고 2018년 현재 수백 종이 FDA 승인을 목표로 임상시험 중에 있어서 조만간 새로운 분자표적 항암제들이 다수 선을 보이게 될 전망이다.

첫 번째 분자표적 항암제는 급성전골수세포 백혈병(APL) 치료에 사용된 트레티노인(ATRA)이다. APL은 특징적으로 골수전구세포의 분화가 미성숙한 상태에 머물러 있는 희귀 백혈병이다. 1988년 중국 상하이 대학의 백혈병 연구진은 처음으로 APL 환자에게 ATRA를 처방하여 수개월에 걸친 상태의 호전을 관찰하였다. 그러나 ATRA를 치료받은 환자들에게서 재발이 일어나는 현상이 빈번히 보고되면서 ATRA에 기존의 화학요법을 병행하는 치료법이 실시되었고 그 결과 75퍼센트의 환자에서 5년간 재발이 일어나지 않는 극적인 치료 효과가 관찰되었다. 이후 이러한 극적인 치료 효과에 대한 연구가 진행되어 ATRA는 레티노익산 수용체α (RARα)에 결합하여 항암 작용을 나타내는 사실이 밝혀졌다. 따라서 ATRA는 특정암인 APL 환자의 암세포 내 수많은 단백질 중 RARα라는 특정 표적에 작용한다는 점에 의해 기존의 항암제와는 달리 새로운 유형의 항암제로 분류되었다. 이 ATRA는 1995년 APL 치료제로 FDA 승인을 받으면서 첫 번째 분자표적 항암제가 되었다.

지난 40년간의 암생물학 연구 결과, 다양한 암에서 발병과 악성화에 관계되는 것으로 많은 유전자와 단백질이 발견되었지만, 이들 중 분자표적 항암제 개발에 적용된 것은 매우 제한된 종양 단백질들이다. 그 이유는 약으로 개발하기 위해서는 여러 가지 제약이 따르기 때문이다. 그중 가장 유력한 분자표적은 타이로신 카이나제 효소들이며 이 효소에는 화학반응을 수행하는 정교한 홈을 가지고 있기 때문에 이 홈에 잘 결합하는 저분자 화합물들이 항암제로 개발될 수 있었다.

이렇게 분자표적 항암제의 타깃인 타이로신 카이나제 효소는 1980년 미국의 헌터(T. Hunter)에 의해 c-Src 단백질로 처음 발견되었다. 이후 EGF 수용체(EGFR), PDGF 수용체(PDGFR) 등이 차례로 발견되면서 현재 인간유전체에는 약 90종의 타이로신 카이나제 효소가 존재하는 것으로 밝혀졌다. 타이로신 카이나제 효소는 다양한 암세포에서 생존과 증식에서 주요한 역할을 한다. 그뿐만 아니라 암의 침윤, 전이에도 관여하고 혈관 생성과 같은 암미세환경의 조절에 있어서도 중요한 기능을 수행하고 있는 것으로 알려지면서 이들 타이로신 카이나제 효소의 억제는 항암제 개발의 핵심 분자표적이 되었다.

이 타이로신 카이나제 효소를 표적으로 한 두 번째 분자표적 항암제는 Bcr-Abl 타이로신 카이나제 효소의 저해제인 이마티닙(imatinib)이다.

2001년 만성골수성 백혈병(CML)의 치료제로 개발된 이마티닙은 CML의 발병에 중요한 역할을 하는 Bcr-Abl 타이로신 카이나제 효소를 고도의 특이성을 가지고 저해한다. 이 이마티닙은 처음으로 승인된 카이나제 효소 저해제로서, 분자표적 항암제의 가장 선구적이고 대표적인 약물로 알려져 있다. 이마티닙은 글리벡(Gleevec)이라는 상품명으로 출시되었고 대표적인 마법의 탄환으로 널리 소개되었다. 그러나 이마티닙에 내성을 가지는 변이 효소들이 CML 환자에서 보고되면서 2세대와 3세대 Bcr-Abl 저해제들이 개발되었다. 이와 같은 분자표적 항암제와 암세포간의 공진화 현상은 암세포의 강력한 생존력을 다시 한번 여실히 보여주는 것이다.

분자표적 항암제로는 위의 타이로신 카이나제 저해제 외에 암조직에서 활발하게 일어나는 혈관생성 과정을 차단하는 저해제들이 다수 개발되었다. 이 혈관생성 저해제들은 암세포에서 분비하는 혈관생성인자와 이 인자가 결합하는 혈관내피세포의 수용체 사이에 작용을 한다.

1971년 미국 하버드 의과대학의 주다 포크먼(J. Folkman)이 새로운 혈관생성(angiogenesis)은 암의 성장과 전이에 중요한 과정이라고 제안한 이후 혈관생성은 암 치료를 위한 핵심 표적으로 주목을 받아왔다. 그러나 혈관생성에 대한 분자수준에서의 생물학적 이해가 이루어지기 전까지 혈관생성을 조절하는 암 치료제는 등장하지 않았다. 이후 1989년 암혈관 생성에 가장 중요한 신호전달인자인 혈관내피성장인자(VEGF)와 그 수용체(VEGFR)가 발견됨으로써 이 경로를 차단하는 다양한 분자표적 항암제의 개발이 활발히 진행되었다. 그중 하나인 베바시주맙(bevacizumab)은 VEGF에 대한 단일클론항체로서 1997년 개발되었다. 이 베바시주맙은 임상시험에서 항암 효능을 나타내어 대장암 치료제로 2004년 FDA 승인을 받았고, 그 후 폐암, 전이성 신장암 치료제로도 승인되었다.

VEGF에 대한 단일클론항체와 미끼 수용체인 단백질성 항암제 외에도 저분자 합성 화합물들이 VEGFR 억제제로 개발이 되어 소라페닙(sorafenib), 수니티닙(sunitinib) 등이 암 치료에 사용되고 있다. 소라페닙은 전이성 신장암 환자를 대상으로 한 임상시험에서 효과가 있어 2005년 FDA로부터 승인받았다. 신장암(renal cell carcinoma, RCC)은 VEGF를 과량 발현하여 대표적으로 혈관 생성이 활발한 암이다.

그리고 수니티닙은 VEGFR2를 억제하는 항암제로 2003년 개발되었다. 이 수니티닙은 소라페닙과 유사하게 암의 성장과 혈관 생성에 관련된 카이나제 효소와 암 악성화에 관련된 효소들을 저해하는 것으로 밝혀졌다. 이후 수니티닙은 전이성 신장암 환자를 대상으로 수행된 임상시험에서 생존 기간을 증가시키는 결과가 관찰되어 2006년 전이성 신장암 치료제로 승인되었다.

이러한 분자표적 항암제들은 주로 단일클론항체나 저분자 화합물의 형태로 개발되었다. 단일클론항체나 저분자 화합물은 각각 다른 약물 특성과 장단점을 가지고 있다. 단일클론항체는 분자량이 커서 세포막을 통과할 수 없기 때문에 주로 세포막이나 세포외부에 존재하는 단백질에 대한 표적항암제 개발 시에 적합하다. 이에 비해 저분자 화합물은 세포막 투과성이 용이하므로 세포 내부에 존재하는 단백질에 대한 분자표적 항암제 개발에 주로 이용된다(그림11). 또한 개발 용이성과 비용적 측면에서 살펴보면 일반적으로 항체 항암제는 개발이 용이하나 치료비가 비싼 단점이 있고, 저분자 화합물은 치료비가 상대적으로 싸고 암조직 침투가 용이하며 종양 단백질 중 일부가 변형되어 항체 항암제가 인식하지 못하는 경우에도 효과적으로 작용하는 이점이 있지만 개발 확률이 훨씬 낮은 것으로 알려져 있다.

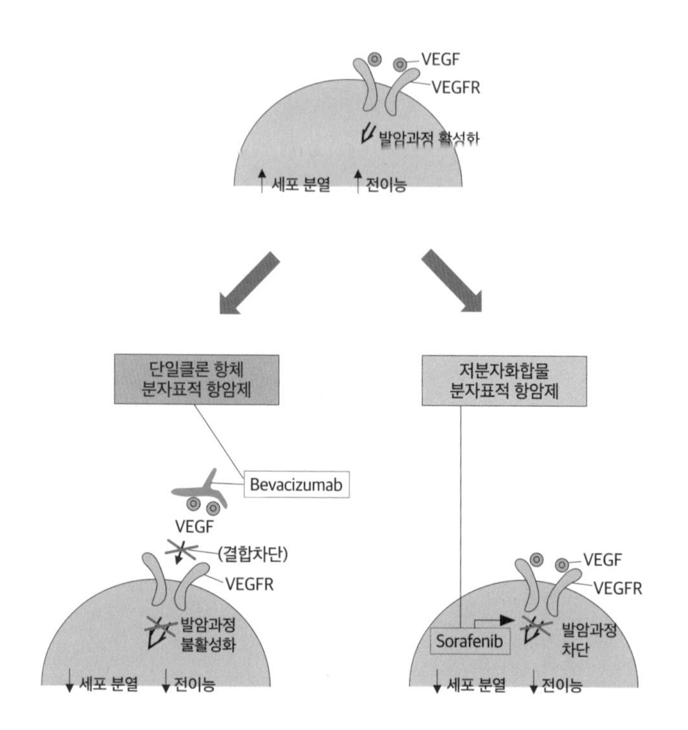

그림 11 ▶ 두 종류의 분자표적 항암제

이 각각의 항암제들은 단일클론항체(monoclonal antibody)인 경우, 영문명 약자인-mab이 bevacizumab과 같이 항암제 이름 끝에 붙이고, 저분자 화합물은 영문명 "small molecules with inhibitory properties"에서 -ib를 따와서 sorafenib과 같이 이름 말미에 붙인다.

혈관 생성을 억제시키는 항암제로 특이한 성격을 가진 탈리도마이드(thalidomide)가 있다. 탈리도마이드는 1957년 독일 케미 그루넨탈(Chemie Grunenthal) 제약사에서 수면을 유발하는 진정 효과에 의해 임산부의 입덧 치료제로 개발하였다. 그러나 이 약을 복용한 임산부에게서 단지증(phocomelia) 등의 기형아 출산이 1만 명 이상 보고되면서 탈리도마이드는 역사상 가장 악명 높은 약물 중의 하나로 기록되며 1962년 이후 사용이 금지되었다. 탈리도마이드의 항암 효과에 대한 연구는 1994년 하버드 대학교의 다마토(R. D'Amato)와 포크먼(J. Folkman)에 의해 이루어졌다. 그들은 탈리도마이드의 기형이상 유발이 태아 발생 과정에서 혈관 생성에 문제를 일으켜 나타났으리라 예상하고 동물모델을 사용하여 혈관 생성에 대한 효과를 검토한 결과 강력한 혈관 생성 억제 작용과 함께 암의 성장을 억제하는 효과를 관찰하였다. 이 약물 역시 VEGF 신호 전달 과정을 표적으로 하여 혈관 생성을 억제시켜 항암 작용을 나타내었다. 이 연구에 자극을 받아 항암 효과에 대한 임상 연구가 활발히 진행되어 덱사메타손(dexamethasone)과 병용 치료할 경우 혈관 생성이 활발한 다발성 골수종 치료에 효과가 있어서 탈리도마이드는 1998년 다발성 골수종 치료제로 FDA 승인 약물로 등록되었다.

면역 항암제,
새로운 개념의 항암제

앞의 고전적 항암제와 분자표적 항암제 외에 세 번째 그룹의 항암제로는 극히 최근에 각광을 받기 시작한 면역 항암제들이다.

면역 항암요법은 비교적 긴 역사를 가지고 있으나 한때 침체되었다가 다시 최근 들어 활발히 개발되고 있는 항암제군이다(그림8의 ⑥).

면역 항암요법의 시발점은 19세기 말 뉴욕 메모리얼병원의 콜리(W. Coley)에 의해 시작되었다. 콜리는 종양에 의한 궤양부위에 연쇄상구균의 감염으로 단독(erysipelas, 丹毒)이 생긴 환자에서 암이 줄어드는 현상을 접하고 면역이나 염증 반응에 의해 암이 치료될 수 있다는 가설을 세우고 세균 감염으로 환자가 강력한 염증 반응을 일으킨 후 암의 크기가 줄어드는 현상을 1891년 보고하였다. 그 후 암과 면역 시스템과의 상호 관련성에 대한 연구결과가 축적된 1986년에 비로소 인터페론-α(interferon-α, IFN-α)가 항암제로 승인되었다.

현재 임상적으로 사용되는 면역 항암제는 IFN-α와 IL-2 같은 사이토카인(cytokine), BCG와 레바미솔(levamisole) 같은 면역 자극제와 전립선암에 특이적으로 세포성 면역을 증강시키는 수지상세포 치료제인 시풀루셀-T(sipuleucel-T)가 있다. 최근에는 암에서 면역관문을 정상화 시키는 CTLA-4, PD-1, PD-L1 등의 면역 관문 억제제들이 개발되었다. 면역 관문은 면역 반응이 지나치게 활성화되는 것을 막는 시스템이다. 그런데 암에서는 이 면역 관문이 증가되어 체내 면역 반응이 줄어들면서 암세포들의 면역 회피가 가능해진다. 이외에도 환자 자신의 면역세포를 이용한 면역세포 치료제가 개발되고 있다.

면역 항암제 중 가장 먼저 약물로 개발된 종류는 면역세포의 활성을 조절하는 여러 가지의 사이토카인들로, 그 항암 효과가 보고되었으나 약물로 승인된 것은 IFN-α와 IL-2 두 가지에 불과하다.

영국 국립의학연구소의 이삭(A. Isaacs)과 린덴만(J. Lindenmann)은 1957년 달걀의 요양막에 불활성화시킨 인플루엔자 바이러스를 감염시키면 살아 있는 인플루엔자 바이러스의 증식을 억제할 수 있는 물질이 생산되는 것을 발견하여 이 활성물질을 "인터페론 interferon(IFN)"이라고 명명하였다. 이 후 인터페론은 바이러스뿐만 아니라 박테리아나 기생충 등 다양한 외부감염원에 의해 합성이 유도되어 이들의 증식을 억제할 뿐 아니라, 면역세포를 포함한 숙주의 세포 성장을 억제하는 효과가 관찰되어 항암제로 개발되기 시작하였다. 즉 인터페론은 세포의 성장억제와 세포사를 일으킬 뿐만 아니라 분화조절, 감염억제반응, 세포의 운동성 조절, 혈관생성조절 등 다양한 생리 현상을 나타내었다. 이후 여러 암종에 대한 임상시험이 실시되어 1986년 모양세포성백혈병(hairy cell leukemia)의 치료제로 FDA승인 약물로 등록되면서 첫 번째 사이토카인 유래 항암제로 출시되었다. 이 IFN과 관련 있는 이미퀴모드(Imiquimod)는 면역 조절 약물로서 1985년 단순포진 바이러스(*Herpes simplex virus*, HSV) 증식을 억제하는 약물로 처음 개발되었다. 그후 이미퀴모드의 항암 효과를 조사한 결과, 항암 효과는 주로 IFN-α에 의해 매개된다는 사실이 밝혀졌다. 이에 따라 이미퀴모드는 2004년 피부암의 일종인 기저 세포암 치료제로 승인되었다.

IL-2는 IFN 다음으로 두 번째로 개발된 사이토카인 유래 항암제이다. 1965년 캐나다 맥길 대학교의 로웬스타인(L. Lowenstein) 그룹과 맥린(L. MacLean) 그룹은 독립적으로 백혈구 배양액에 T 임파구의 증식을 유도하는 IL-2가 포함되어 있음을 발견하였다. 이후 다양한 임상시험이 실시되어 1992년 전이성 신장암과 전이성 흑색종의 치료제로 FDA 승인을 받았다.

그리고 면역세포 자체를 항암제로 사용하는 치료법도 개발되었다. 1999년 전립선암 세포에 대해 세포독성을 가진 T세포를 활성화시킬 수 있는 수지상세포 시풀루셀-T의 제조법이 개발되어 전립선암에 대한 면역요법이 개척되었다. 즉 환자의 혈액 중에서 수지상세포를 분리하여 활성화시킨 후 전립선암 환자에 다시 투여하면 암세포가 제거된다는 사실에 근거하여 시풀루셀-T가 개발되었다. 이 후 전립선암 환자를 대상으로 본격적인 임상시험이 실시되어 그 치료 효과가 입증됨으로써 시풀루셀-T는 2010년 FDA에 등록되어 최초의 항암 세포 치료제로 등장하게 되었다.

최근에 개발된 면역요법 항암제는 면역 관문 억제제(checkpoint inhibitor)로서 PD-1과 PD-L1을 타깃으로 하는 단일클론항체들이 2014년과 2016년에 각각 개발되었다. PD-1을 타깃으로 하는 펨

브롤리주맙(pembrolizumab)은 흑색종 치료제로 2014년 개발되었다. 그리고 PD-L1을 표적으로 하는 아테졸리주맙(atezolizumab)은 방광암과 비소세포 폐암 치료제로 2016년 승인되어 사용되고 있다. 이와 같은 면역관문 억제제들은 2011년 CTLA-4를 타깃으로 하는 이필리무맙이 처음 등장한 이후 현재 7종이 FDA 승인을 받아 치료에 사용되고 있으며, 이보다 훨씬 많은 면역관문 억제제들이 임상시험 단계에 있어서 조만간 많은 약물들이 출시될 것으로 예상이 된다.

그리고 환자의 혈액에서 분리한 T세포에 암세포를 인식할 수 있는 항원을 주입한 후 증식시켜 환자의 몸속에 다시 넣는 면역세포 치료제 두 건이 2017년 FDA의 승인을 받아 사용되고 있다.

이러한 면역 항암제들은 기존의 세포독성 항암제나 분자표적 항암제와는 달리 체내 면역을 활성화시키거나 암조직에서 증가된 면역 관문 기능을 억제시켜 면역 세포의 활성을 정상화시키는데 초점을 맞춘 것으로서, 새로운 개념의 항암제로 분류가 된다. 이 항암제들은 다른 종류의 항암제들이 가지지 못한 치료 효과가 나타나서 일부 환자들에는 완치 효과를 보이기도 하였다.

그러나 면역 항암제들도 치료 효과를 나타내는 환자들의 비율은 전체적으로 15~40퍼센트에 머무르고 있으며, 항암제의 부작용도 역시 나타났다. 그리고 기존의 세포독성 항암제나 분자표적 항암제들과 병용 사용하였을 때 그 효능이 증가된다는 보고에 의해 다른 항암제와의 복합치료법이 여러 가지 조합으로 현재 시도되고 있다. 이러한 시도는 기존의 2백 가지가 넘는 세포독성 항암제와 분자표적 항암제, 그리고 새로운 면역 항암제들을 조합시키고, 또 적절한 용량을 결정해야 하므로 많은 노력과 장시간이 요구될 것으로 예상이 된다. 그리고 복합 처방된 여러 항암제들의 예상치 못한 부작용 위험도 고려해야 하고, 돌연변이 유전자 검사 등 개인별 맞춤 치료법에 의해 고가의 맞춤 항암제를 사용해야 하기 때문에 치료비가 대폭 증가될 가능성도 있다. 그러나 현재 흐름상 이러한 세 종류 항암제들의 복합 처방에 의한 치료법은 당분간 광범위하게 시도될 것으로 예측된다.

미로 속에서 미래를 보다

| 4 장 |

인간의 몸에 나타난 암은 조직화된 다세포 생명체로부터 태초의 단세포 생명체로의 강력한 회귀의 몸짓이다. 이 세계를 이루는 단세포 생명체들인 세균의 바다로 다시 회귀하여 그 일원이 되고자 하는 원초적인 생명력의 소산이다. 더 이상 조직화되고 특수한 개체 속의 일원으로 생존하기를 거부하면서. 마치 연어가 멀고도 힘든 여행 끝에 마지막 힘을 다한 사투를 벌이면서 자신이 태어난 강바닥으로 귀소하듯 우리가 모르는 미로 속에서 다세포에서 단세포로의 생명의 가장 근원적인 사이클을 보여주는 것이다.

_**본문 중에서**

암은 아직도 미로 속에 있다. 그동안의 치열한 노력으로 그 정체가 정밀하고 미세하게 파악되었지만, 아직도 그 전모를 드러내지는 않았다. 왜 그럴까? 그 이유는 우리가 암의 어둠을 향해 비추는 빛의 크기가 아직 작기 때문이다. 그래서 우리가 암을 보는 시야가 좁고 한정되어 부분만 보고 더 넓게 보지 못하기 때문이다. 따라서 암을 새롭게 정의하고 새로운 측면에서 바라볼 필요가 있다. 이렇게 새로운 관점에서 암을 정의하면 어둠에 둘러싸인 암의 미로가 밝음 속에서 비로소 그 전모를 드러낼 것이다. 그렇게 하기 위하여 암 연구의 지나간 역사를 되돌아보고 그 바탕에서 앞길을 조망하고자 한다.

세포를 대상으로 한
현대 생명과학

현대 생명과학은 생명체의 기본 단위가 세포라고 규정하면서 연구의 목표가 분명해지고 실체화되면서 본격적으로 시작되었다. 생명체의 기본 단위인 세포를 인간이 실제로 볼 수 있게 된 것은 1590년 얀센(Z. Janssen)이 현미경을 발명한 후, 이것을 이용하여 1665년 로버트 훅(Robert Hooke)이 처음 세포들의 존재를 발견하면서 가능하게 되었다. 그 당시 로버트 훅이 관찰한 것은 코르크 조각이었고, 현미경 하에서 코르크 조각에 무수히 많은 벌집 형태의 작은 방들이 있어서 이 작은 방들을 세포(cell)라고 명명하였다. 따라서 처음 세포라고 이름 붙인 것은 살아있는 생명체의 세포는 아니었으나. 현미경으로 확대해서 본 세계는 세포로 이루어진 신비로운 신세계가 존재함을 암시하였다. 그 후 1676년 레이우엔훅(Anton van Leeuvenhoek)이 물속에서 꿈틀거리는 수많은 작은 생명체들을 보게 되었다. 이 작은 생물체들은 각기 다른 형태와 움직임을 보였고, 이들은 단세포생명체인 박테리아였다. 이렇게 우리의 눈앞에 크기의 장막을 뛰어넘어 그 모습을 드러낸 것은 단세포 생명체인 미생물이었다. 그리고 이 발견에 의해 이 세상에는 눈에 보이지 않지만 많은 생명체로 가득 차 있음을 일깨워 주었다. 지금 이 시대에도 우리는 주위에 수많은 미생물이 존재하고 심지어 우리 몸조차 우리 몸의 세포보다 열 배나 훨씬 더 많은 미생물들과 공존하며 살고 있다는 사실을 우리들은 망각하고 있다. 그러므로 그 당시 이러한 박테리아의 발견은 인간에게 커다란 충격을 주기에 충분하였다. 그러나 이렇게 수많은 미생물들이 인간의 건강과 질병에 어떤 영향을 미치는지는 전혀 상상할 수 없었다. 이에 대한 해답은 많은 시간이 필요하여 1800년대 후반에 가서야 비로소 얻게 되었다.

이러한 세포의 발견과 현미경이라는 과학도구의 진보에 힘입어 인간의 호기심은 주변에 있는 식물과 우리 몸으로 뻗어나갔다. 1838년 슐라이덴(M. J. Schleiden)은 《식물의 기원》이라는 저서에서 모든 식물이 세포의 집합체라고 주장하였고, 1839년 슈반(T.

Schwann)도 《동식물의 구조와 성장의 일치에 관한 현미경적 연구》라는 책에서 동물과 식물의 조직은 모두 세포로 구성이 되어 있고, 그 세포들은 놀라우리만치 일치한다고 역설하였다. 이렇게 하여 단세포 생명체인 박테리아로부터 다세포 생명체인 동식물에 이르기까지 모든 생명체는 세포로 구성되어 있음을 알게 되었다. 이러한 발견에 근거하여 슐라이덴과 슈반에 의해 정립된 학설이 "세포설(cell theory)"이다(그림12).

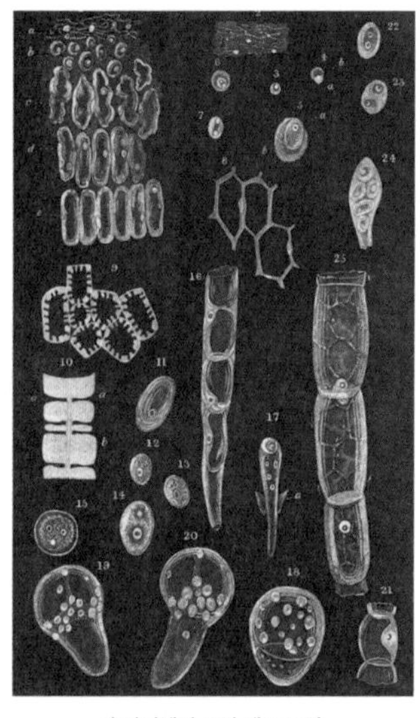

슐라이덴이 그린 세포 그림

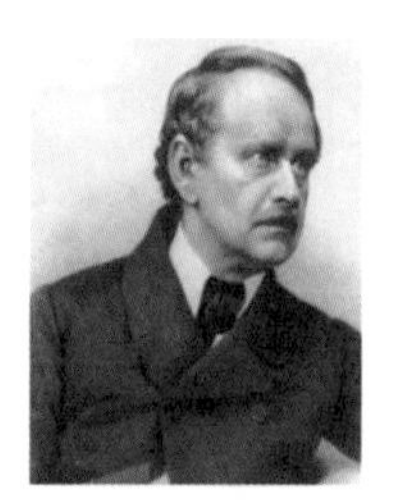

슐라이덴
(M. J. Schleiden, 1804 ~ 1881)

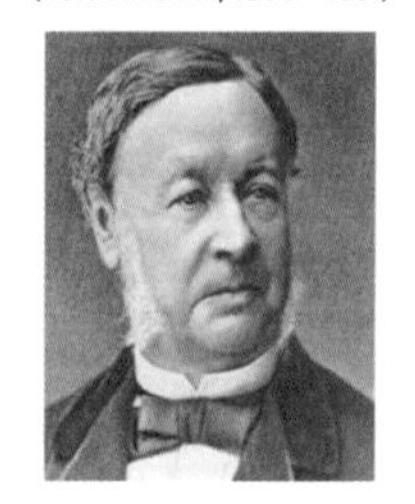

슈반
(T. Schwann, 1810 ~ 1882)

그림 12 ▶ 세포설(Cell Theory, 1839년)

즉 모든 생명체는 세포로 구성되어 있고, 세포가 분열하면서 새로운 세포들이 생성되어 생명체가 지속적으로 유지된다는 사실에 의해 세포를 모든 생명체의 기본 구성단위임을 주창하였다.

이 학설을 바탕으로 미생물을 포함하여 식물과 동물 사이의 장벽이 무너지고, 다양하고 복잡해 보이는 수많은 생명체들이 세포라는 공동 단위로 수렴이 되어 생명체를 탐구할 수 있는 연구의 목표가 뚜렷해졌다. 또 그 대상이 가시적으로 명확해지게 되었다. 이렇게 됨으로써 생명체의 신비로움을 탐구할 수 있는 구체적인 대상이 가시화 되고, 그 대상에게 인간의 사고와 열정을 쏟을 수 있는 장이 마련되었다. 따라서 이 세포설은 인간이 생명체를 이해하는 데 획기적인 계기가 되었고, 이를 바탕으로 현대 생명과학이 싹을 트고 꽃 피우게 되었다.

이 세포설을 독일 병리학자 루돌프 피르호는 의학 분야로 확대하여 1858년 "세포병리학(cytopathology)"을 창안하고 인체의 기본 구성단위인 세포로부터 질병을 연구하여야 한다고 주장하였다. 즉 질병의 원인을 알고자 한다면 기관에서 조직으로, 조직에서 다시 세포로 미세하게 파고들어 세포를 질병이 발생하는 근원적인 장소로 파악해야 한다고 하였다. 그는 질병을 일으키는 원인이 비정상적인 생리활동이라고 가정하였고 따라서 생리활동의 가장 작은 구성단위인 세포의 이상에 초점을 맞추어야 한다고 주장하였다. 이러한 생각을 암에도 적용하여 암의 세포유래설을 제안하고, 암 덩어리도 이미 존재하던 암세포들이 지속적으로 분열하여 새롭게 형성된 것이라고 가정하면서 암을 신생물(neoplasm)이라고 명명하였다.

이러한 정의에 의해 암도 악한 기운이나 탁한 점액질과 같은 미혹하고 모호한 테두리에서 과학의 영역으로 들어오게 되어 본격적으로 연구 대상이 되기 시작하였다.

이처럼 세포는 생명체의 기본단위일 뿐 아니라 질병 발생의 근원지로서 생명과학과 질병 연구의 주 대상으로 탐구의 전면에 나서게 되었다. 그러나 본격적으로 세포를 대상으로 연구를 하기에는 꽤 많은 시간이 지나야 했다. 왜냐하면 쉽사리 배양할 수 있는 박테리아라고 해도 그 세포 속을 들여다볼 수 있는 과학기술과 장비들이 개발되어야 했기 때문이다.

따라서 생명체의 가장 큰 특징인 유전적인 특성에 대해 1865년 멘델(Gregor Johann Mendel)의 유전법칙이 발표되고 다시 35년이 지나 1900년에 멘델의 법칙이 재발견된 후 현대 유전학이 시작되면서 유전물질을 가지고 있는 세포에 대한 연구도 본격화되었다. 그러나 그 당시에도 세포 내부의 유전물질의 실체가 무엇인지 드러나지 않았다. 이 유전물질을 실체화시키고 탐구의 대상이 되도록 덴마크의 요한센(W. L. Johannsen)이 유전자(gene)라고 1909년 명명하였다(그림13). 이렇게 연구의 대상이 안개 속에 모호한 상태로 있을지라도 그 대상에 명칭을 부여하면 연구 목표가 뚜렷해지고, 규명하고 싶은 호기심을 자극하게 되는 것이 과학 연구의 특성이다. 이러한 과학 연구의 흐름을 살펴보면 연구 대상이 없던 것에서 새롭게 생기는 것이 아니라 그 대상을 새롭게 해석하고, 그 대상의 범위를 구체화 시키는 인간 사유세계의 재구축 과정이라고 볼 수 있다. 이런 관점에서 암도 아직 모호하고 해결이 안 된 부분이 많으므로 새로운 해석이 필요한 것으로 보인다.

1909, 유전자(Gene) 명칭 탄생

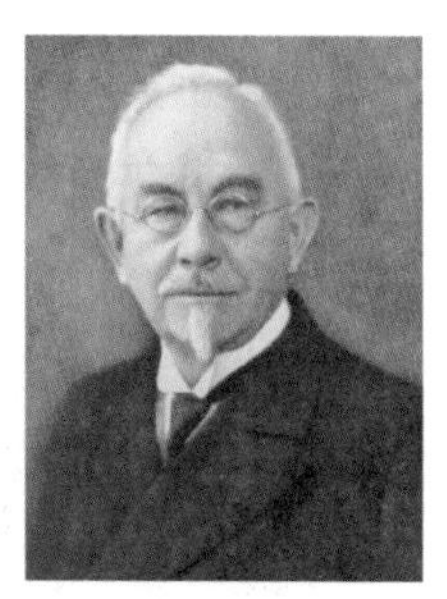
요한센
(W. L. Johannsen,
1857 ~ 1927)

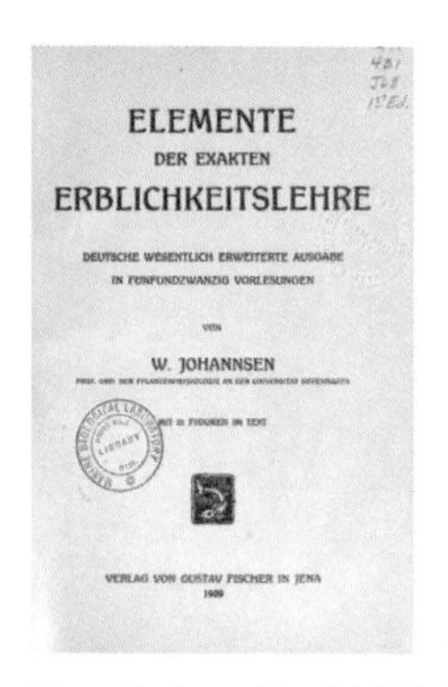
ELEMENTE
DER EXAKTEN
ERBLICHKEITSLEHRE
DEUTSCHE WESENTLICH ERWEITERTE AUSGABE
IN FÜNFUNDZWANZIG VORLESUNGEN
VON
W. JOHANNSEN
VERLAG VON GUSTAV FISCHER IN JENA
1909

Elemente der exakten Erblichkeitslehre(1909)
: 유전자란 명칭을 처음 소개한 책

그림 13 ▶ 유전자 명칭의 탄생

이렇게 실체화된 유전자들은 세포의 핵 속에 존재하는 염색체에 포함되어 있다는 것이 1915년 모건(T. H. Morgan)의 초파리 연구에 의해 알려지게 되었다. 즉 모건은 유전형질을 나타내는 유전자들이 염색체에 존재한다는 사실을 규명하여 염색체위에 유전자들이 어떤 순서로 배열되어 있는지를 보여 주는 염색체 지도를 작성하였다(그림14). 그리고 그의 제자 허만 멀러(Herman Muller)는 1927년 x-ray에 의해 유전자에서 돌연변이가 일어난다는 사실을 발견함으로써 유전자의 실체가 x-ray와 같은 방사선에 의해 변이를 일으킬 수 있는 물질임을 제안하였다. 이러한 일련의 연구에 의해 유전자가 염색체 위에 배열되어 있고, 방사선 조사에 의해 그 특성이 변화할 수 있는 어떤 물질이라는 사실이 명확하게 되었다. 따라서 염색체를 이루고 있는 구성성분에 주목하지 않을 수 없었다.

1915, 유전자(Gene) 는 염색체에 존재

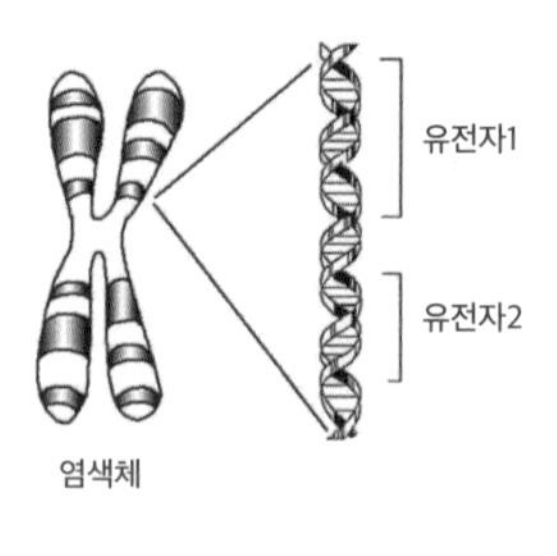

염색체와 유전자

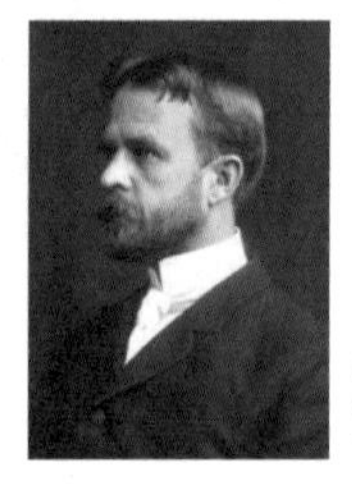

모건
(T. H. Morgan,
1866 ~ 1945)

그림 14 ▶ 염색체 지도 작성

그 후 이 염색체의 주요 구성성분이 단백질과 핵산임이 밝혀지게 되어 이 단백질과 핵산을 대상으로 유전자의 실체를 밝히는 연구들이 가속화되었다. 이렇게 현대 생명과학은 연구의 대상이 세포에서 세포핵 그리고 세포핵에 포함된 염색체, 또 염색체의 구성 성분인 핵산과 단백질로 점점 더 미세하고 정교하게 세분화되어 갔다. 이렇게 세포 속에 포함된 분자수준의 물질인 단백질과 핵산에 연구의 초점이 맞추어 지면서 1938년 위버(W. Weaver)가 분자 수준에서 세포를 연구하는 학문 분야를 분자생물학이라고 명명하였다(그림15). 이런 과정이 현대 생명과학의 진면목이다. 즉 연구의 대상 중에서도 핵심적인 것을 분석해 내고, 다시 그것을 집중적으로 깊숙이 파고드는 것이다.

1938, "분자생물학" 명칭 탄생

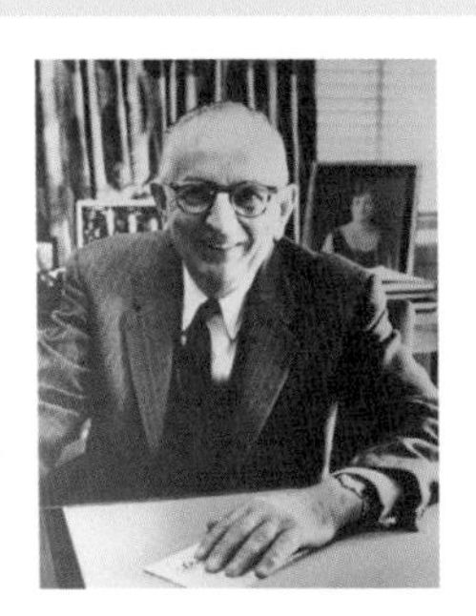

위버
(W. Weaver, 1894 ~ 1978)

그림 15 ▶ '분자생물학' 명칭 탄생

그러므로 그 당시 분자생물학 분야의 가장 핵심적인 과제는 생명체의 특성을 보유하고 있는 유전정보가 어떻게 해서 모세포(mother cell)에서 딸세포(daughter cell)로 전달되는가였고, 그런 기능을 담당하는 유전자가 단백질인지 핵산인지를 알고자 하였다. 마침내 이런 역할을 담당하고 있는 물질이 핵산의 일종인 DNA라는 사실이 1944년 에이버리(O. T. Avery) 등에 의해 발견되었다(그림16).

1944, DNA가 유전자 운반체임을 발견

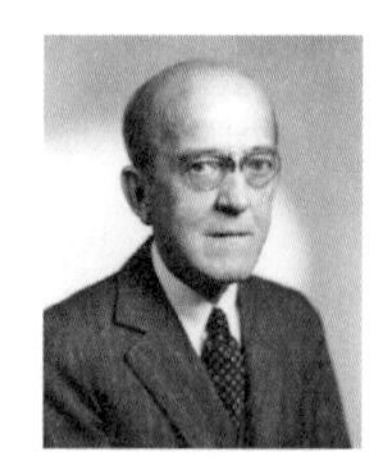

에이버리
(O. T. Avery,
1877~1955)

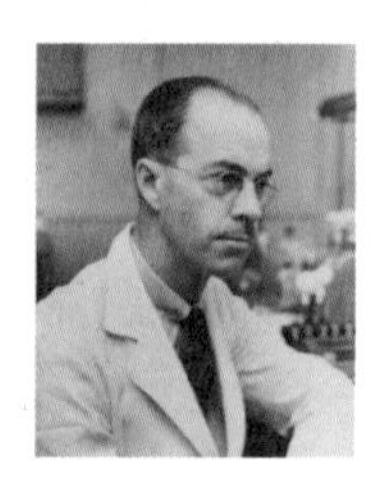

맥레오드
(C. M. Macleod,
1909~1972)

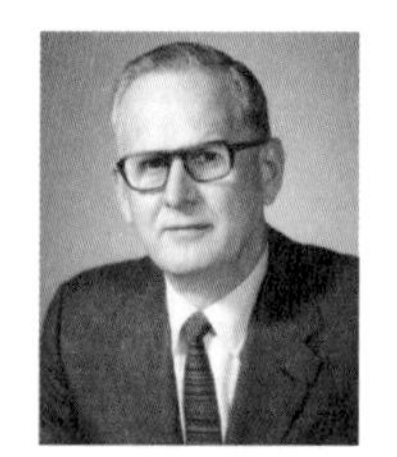

맥카티
(M. McCarty,
1911~2005)

그림 16 ▶ DNA가 유전자 운반체임을 발견

따라서 그다음 가장 큰 관심 분야는 당연히 이 DNA가 어떻게 복제되면서 유전정보를 모세포에서 딸세포로 전달하는가를 규명하는 것이고, 이것은 그 당시 생명과학계의 다음 노벨상이 보장되는 핫이슈였다.

이 DNA의 유전정보 복제와 전달에 대한 비밀을 알아내기 위하여 영국과 미국의 분자생물학자들 간의 치열한 경쟁이 있었고 마침내 1953년 왓슨(J. D. Watson)과 크릭(F. H. C. Crick)에 의해 DNA의 이중나선 구조가 규명되면서 그 해답을 얻게 되었다(그림17). 왓슨의 자서전《이중나선》을 보면 미국의 저명한 화학자인 라이너스 폴링과 영국 케임브리지 대학교 연구팀 간의 치열한 경쟁 속에 나선구조 중 어떠한 형태 인지가 문제의 핵심으로 기술되어 있다. 그 당시 DNA의 x-ray 회절사진에 의해 그 구조가 나선구조인 것은 이미 예견되어 있었고, 미국의 폴링은 1951년에 단백질의 α-나선구조를 규명하였기 때문에 경쟁에서 앞서 갈 수 있었다. 폴링은 1954년도에 노벨화학상을 수상한 저명한 과학자이다. 그러나 이 DNA의 구조가 두 가닥의 DNA 사슬이 서로 반대 방향으로 결합되어 이중나선을 형성한다는 전혀 뜻밖의 사실을 왓슨과 크릭이 먼저 발견하게 되었다. 그들은 긴밀한 토론과 협력 그리고 상상력을 공유하였고, 여기에 행운과 같이 같은 연구소의 동료 과학자들의 도움에 힘입어, 이 이중나선구조를 먼저 발견하게 되었다. 이 업적으로 이 두 과학자는 1962년 노벨생리의학상을 공동수상하였다.

1953, DNA의 이중나선 구조 규명

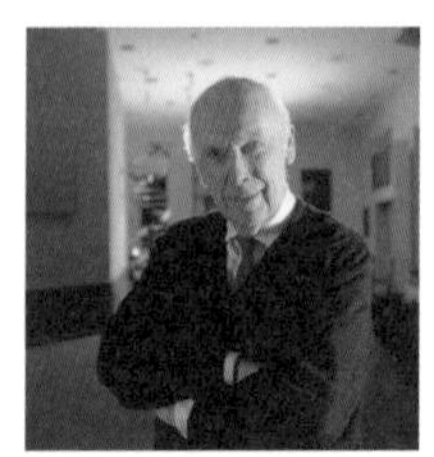
왓슨
(J. D. Watson,
1928~)

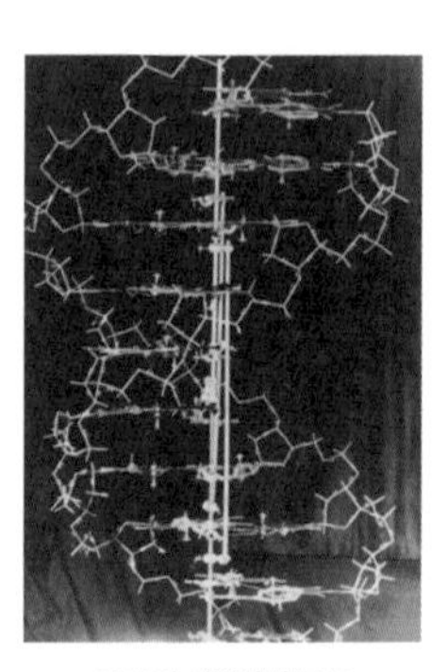
DNA의 이중나선 구조

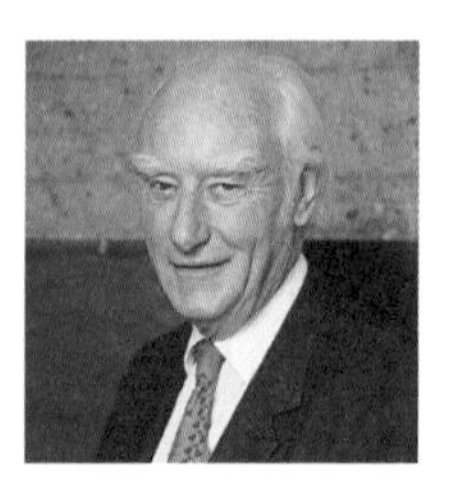
크릭
(Francis H. C. Crick,
1916~2004)

그림 17 ▶ DNA 구조 규명

이들이 발표한 DNA의 이중나선 구조는 유전정보의 세대 간 전달을 담당하는 유전자의 자가복제를 명확하게 설명해 줄 수 있는 생명과학 역사상 가장 획기적인 발견 중의 하나였다.

그리하여 이 발견에 의해 생명체의 가장 신비롭고 비밀스러운, 인간이 알 수 없는 신의 영역이라고 생각하였던 생명 신비의 문이 열리기 시작하였다. 즉 생명체가 자신의 특성을 어떻게 유지하고, 후손에게 그대로 전달할 수 있는가? 대장균은 대장균으로, 식물은 식물로, 그리고 인간은 인간으로, 각 생명체들의 후손이 어떻게 그대로 유지되는지에 대한 비밀의 문이 이 연구 결과에 의해 활짝 열리게 되었다.

따라서 모든 생명체의 기본 구성단위가 세포라는 사실을 이미 알고 있었던 그 당시 과학계는 이러한 발견에 고무되어 세포를 더욱 깊이 파고듦으로써 모든 생명 현상을 조만간 인간이 알 수 있을 것이라는 자신감이 넘쳐흘렀다. 즉 모든 생명체를 이루고 질병을 일으키는 핵심 장소가 세포라는 개념에 의해 세포 속을 깊숙이 들여다보게 되었고, 그 결과 생명 현상을 관장하고, 정상 또는 비정상적인 생리 상태를 조정할 수 있는 유전자의 정체를 알게되었다. 이로써 '생명이란 무엇인가?' '생물들은 왜 다른 유전적 특성을 가지고 있는가?' 그리고 '인간에게 질병은 왜 발생하는가?'를 탐구할 수 있는 바탕이 마련되고, 그 연구 대상이 뚜렷해진 것이었다. 이 결과를 계기로 DNA를 중심으로 한 분자생물학 연구가 이 분야에 몰려든 수많은 뛰어난 과학자들에 의해 폭발적으로 일어나게 되었다.

이러한 열띤 분위기 속에서 1954년 당시 대표적인 분자생물학자인 프랑스의 자크 모노(J. L. Monod)는 단세포 생명체인 대장균을 분자수준에서 알게 되면, 그 크기가 수백만 배도 더 큰 거대한 다세포 생명체인 코끼리도 다 파악할 수 있다고 자신만만하게 다음과 같이 선언하였다(그림18).

1954, "What is true for *E. coli* must also be true for elephants"
대장균에 사실인 것은 코끼리에도 사실이다

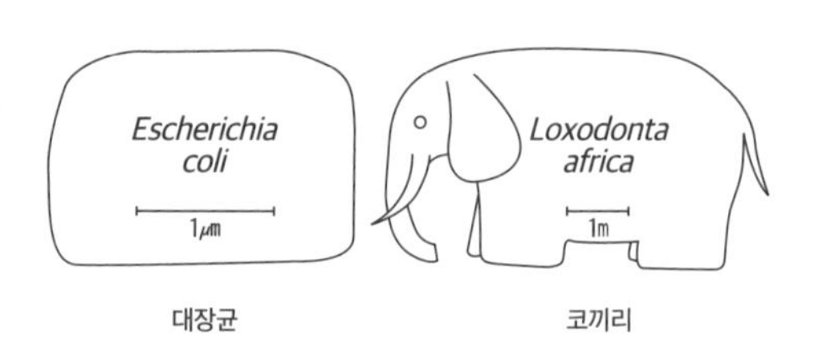

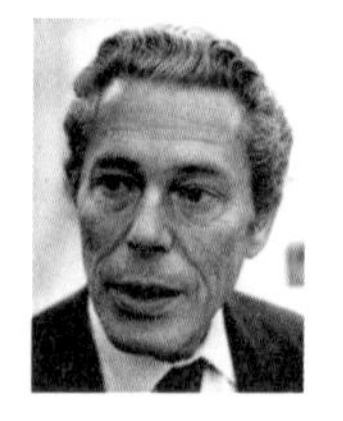
자크 모노
(J. L. Monod,
1910~1976)

그림 18 ▶ 세포로 구성된 모든 생명체는 동일한 원리가 작동

“What is true for *E. coli* must also be true for elephants” (대장균에 사실인 것은 코끼리에도 사실이다)

즉 세포로 구성된 모든 생명체는 동일한 원리가 작동하여 생명현상을 나타내므로 단세포인 대장균을 우리 인간이 이해하면 복잡하게 보이는 다세포 생명체들도 다 이해할 수 있다는 자신감의 표현이다. 여기서 대표적인 다세포 생명체로 몸집이 가장 큰 코끼리를 상징적으로 들었지만, 그보다 작은 인간은 당연히 다 알 수 있다는 의미가 포함되어 있다.

이 자크 모노는 1965년 프랑수와 자코브(Francois Jacob), 앙드레 르보프(Andre Michel Lwoff)와 함께 “효소와 바이러스 합성의 유전적 제어 연구”로 노벨생리의학상을 받은 뛰어난 분자생물학자이다. 그는 생물학자로 그치지 않고 분자생물학 영역을 그 당시 첨단의 양자 물리학과도 연결시키고, 더 나아가 철학 영역 쪽으로도 발을 넓힌 철학자이기도 하였다. 그의 유명한 저서 《우연과 필연》에서 세포 내 유전자 영역의 미시적 세계에서 일어나는 우연성이 개체와 생물집단의 거시적 세계에서 필연성으로 구현이 된다고 하였다. 이 분자생물학 영역의 미시적 우연성은 물리학의 하이젠베르크(Werner Karl Heisenberg)의 “불확정성의 원리”와 접속이 되고, 거시적 필연성은 종교와 철학 분야의 합목적성 등으로 구현되었다고 주장하였다. 그리하여 종교와 철학에서 거론하는 인간 존재의 신성함, 합목적성 등의 근저에는 미시세계의 우연성이 바탕이라는 사실을 분자생물학의 결과로서 설파하였다. 따라서 종교와 철학의 숭고한 이념과 사상들이 인간이 자신의 근저에 있는 우연성을 필사적으로 부인하고자하는 노력이라고 비판하였다. 이와 같이 과학과 사상 분야에서 주변부에 있던 생물학을 분자생물학적 연구 성과를 통해 그 당시 첨단의 자연과학인 물리학과 대등하게 같은 반열에 놓았을 뿐만 아니라 더 확장하여 심오한 철학과 종교사상이 풍미하던 20세기 중반의 서구 사상계의 중심부로 이동시킨 위대한 분자생물학자이다.

그의 저서《우연과 필연》을 30여 년 전 처음 접하였을 때 그의 방대한 철학적 사유 체계와 첨단 분자생물학적 지식 그리고 이를 연결시키는 놀라운 예지력에 대해 찬탄을 금할 수 없었다. 그리고 한편으로 내가 가지고 있는 사유 세계의 얕고 좁음, 동시에 첨단지식의 빈약함에 크게 낙담하고 절망하기도 하였다.

그러나 나의 이 자괴감은 나중에 점차 극복되었다. 그것은 내가 많은 공부를 했기 때문이 아니라 나의 사고 체계가 자크 모노의 서양 사상과는 다른 동양 사유에 뿌리를 두고 있다는 사실을 자각하게 된 것이다. 내가 만일 동양의 노자, 장자, 선불교 등을 언급하면서 분자생물학 저술을 쓴다면 이런 책을 본 자크 모노도 세계와 인간을 이렇게 설명할 수도 있다는 전혀 다른 사유체계에 놀라고, 자신이 이런 분야에 얼마나 무지한지 내가 경험한 바와 비슷할 정도로 크게 낙담했을 것이라 생각했기 때문이다.

1965년 자크 모노와 노벨상을 공동수상하였던 또 다른 인물은 프랑수아 자코브이다. 그는 모노와 같은 위대한 분자생물학자이지만 이성적이고 철학적인 모노와는 달리 매우 감성적이고 문학적인 학자이다. 그의 자전적 에세이인《내 마음의 초상》을 읽어 보면 그가 얼마나 뛰어난 문장을 아름답게 구사하고 있는지 알 수 있다. 그의 동료였던 자크 모노가 분자생물학자이자 철학자였다면 프랑수아 자코브는 분자생물학자이자 작가이다. 이렇게 두 사람의 뛰어난 인물들에 의해 분자생물학이 과학의 중심부로 위치하면서 새로운 영역을 개척하여 인간 사유 세계의 폭과 깊이를 더해주게 되었다. 이 두 인물의 뛰어난 활약에 힘입어 세포 중심의 분자생물학이 생물학뿐만 아니라 자연과학계 전반의 핵심 분야가 되고, 수많은 우수한 연구자들이 이 분야에 합류하면서 인류 역사상 위대한 발견과 성취들이 그 후 반세기 동안 눈부시게 이어지게 되었다. 그중에도 암 연구가 가장 획기적으로 발전하였다. 왜냐하면 암은 인간 생명을 위협하면서도 미로 속에서 그 정체를 드러내지 않았기 때문이다.

이런 위대한 발견과 획기적인 성취들이 어떤 것들 인지 살펴보면 다음과 같다. 1960년대에는 브래너(S. Brenner), 자코브(F. Jacob), 메

셀슨(M. Meselson) 등에 의해 DNA의 유전정보를 단백질로 전환시키는 매개체 역할을 담당하는 mRNA가 1961년 발견되었고, 그 후 니런버그(M. Nirenberg)와 코라나(H. G. Khorana) 등에 의해 유전암호가 해독되어 DNA-mRNA-단백질로의 유전정보 발현 과정이 해명되었다. 따라서 1960년대 유전정보의 실체와 그 유전정보가 세포 내 기능단위인 단백질로의 전환 과정이 규명됨으로써 암세포에서도 유전자에 내재된 유전정보가 발암 과정에 어떻게 관여하는지를 해석할 수 있는 길이 열리게 되었다. 이 DNA-mRNA-단백질을 대상으로 생명현상을 규명하려는 노력과 열정이 그 당시 전 세계 생명과학계를 주도하게 되었다.

1970년대에 들어오면서 생명과학은 더욱 발전하고 그 범위가 확대되어 암 연구를 뒷받침 할 뿐 아니라 바이오산업이라는 새로운 영역을 열어가기 시작하였다. 1965년에 발견된 제한효소를 활용한 재조합 DNA 기술이 폴 버그(P. Berg)에 의해 창안되어 최초의 재조합 DNA가 1972년 합성되었다. 이 기술에 의해 인간이 자연계에 없던 새로운 유전자를 인위적으로 만들 수 있는 능력을 획득하게 되었다.

이러한 기술에 의해 질병 치료에 유용한 단백질들이 인위적으로 대량 합성이 시작되어 생명과학 분야에서 새로운 형태의 바이오 의약산업이 태동하였다. 또한 특정 단백질에 대한 단일클론 항체 기술이 1975년 쾰러(G. Köhler)와 밀스테인(C. Milstein)에 의해 개발되어 단백질의 발현 및 기능에 대한 연구가 심도 있게 추진되었고 단백질의 기능 차단에 의한 항암제 개발 분야에도 향후 지대한 기여를 하게 되었다. 이 단일클론 항체는 특정 단백질을 타깃으로 할 수 있어서 분자표적 항암제라는 새로운 항암 치료제 분야의 핵심기술이 되었다.

그 다음 연구의 목표는 DNA에 유전정보가 어떻게 내재되어 있는지에 관심이 집중되었다. 이 DNA는 아데닌(A), 구아닌(G), 사이토신(C), 티민(T)의 네 가지 종류의 염기들로 구성이 되고, 이 염기들의 배열 순서에 따라 유전정보가 결정된다. 따라서 이 DNA의 염기들이 어떤 순서로 배열되어 있는지 그 방법을 알아내는 것이 그 당시 모든 생명과학자들이 고대하던 과제였다. 이 DNA 염기서열분석법이 1977년 길버트(W. Gilbert)와 생거(F. Sanger)에 의해 발표되었다(그림19).

1977, DNA 염기서열분석법 발표

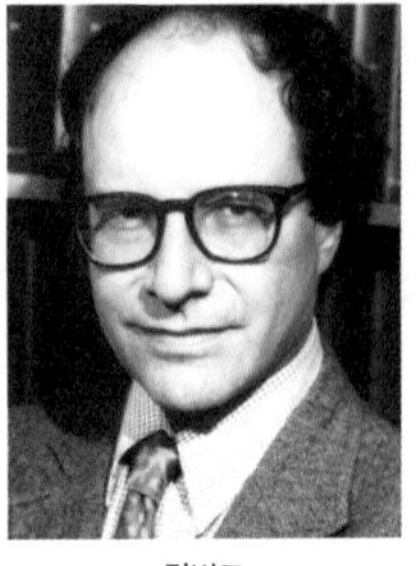
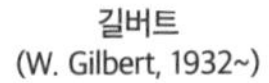
길버트
(W. Gilbert, 1932~)

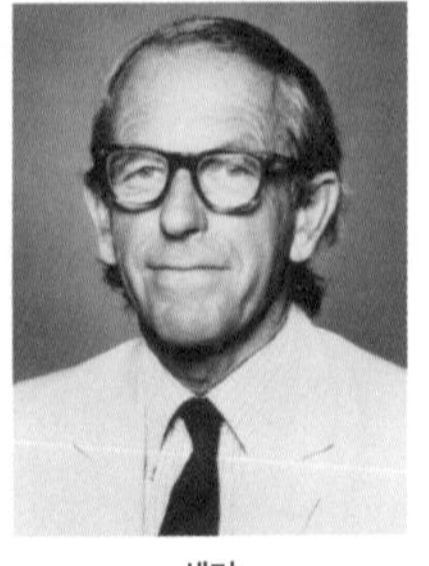
생거
(F. Sanger, 1918~2013)

그림 19 ▶ DNA 염기서열분석법 개발

이는 DNA에 내재된 유전정보를 해명하는 획기적이고 중대한 과학적 발전으로써 향후 인간 게놈의 유전정보를 해독하는 길을 열게 하였다. 이 DNA 염기서열분석법에 의해 네 가지 염기들이 배열된 순서에 따라 각 생물종의 유전 정보에 차이가 생긴다는 사실을 알게 되었다. 또한 암세포에서는 정상세포와 달리 유전정보에 어떠한 차이가 있는지를 추적할 수 있어서 발암 과정을 유전자 수준에서 해명할 수 있게 되었다. 이러한 생명과학의 발전은 암화과정에 관련된 유전자들의 정보와 기능해석, 그리고 분자경로의 규명에 크게 기여하였다. 그뿐만 아니라 이렇게 얻어진 유전자 재조합 기술, 단일클론항체기술, DNA 염기서열분석법의 중대한 연구 성과에 의해 향후 새로운 항암제 분야가 탄생할 수 있는 토양이 마련되었다.

한편 암 연구를 주도하던 미국에서는 1970년 국가 암 정복 프로그램이 가동되고, 마침내 1971년 국가암법이 발효되었다.

이 국가암법에 의해 1972년부터 대규모의 암 연구비가 투여되면서 암에 대한 대대적인 치료법 개발과 기초연구가 비약적으로 발전하였다. 이러한 대대적인 국가 지원에 힘입어 1970년대에는 새로운 항암제들이 다수 개발되었다. 즉 블레오마이신(bleomycin, 1973), 아드리아마이신(adriamycin, 1974), 시스플라틴(cisplatin, 1978) 등이 개발되어 고형암종에 대해 완치를 목표로 고용량 복합화학요법으로 사용되었다. 그 당시의 암 연구의 목표는 모든 암에 대한 보편적인 치료법의 개발이었다. 따라서 이러한 세포독성 항암제들은 극심한 구토를 포함한 여러 가지 부작용을 동반하였음에도 불구하고 고용량 복합화학요법은 1984~1985년에 정점에 이를 때까지 광범위하게 환자들에게 사용되었다. 더 나아가서 항암제를 골수세포 치사량 이상으로 사용할 수 있는 거대용량 복합화학요법이 자가골수이식과 결합한 STAMP(Solid Tumor Autologous Marrow Program)란 명칭으로 1985년 개발되어 극단적인 단계까지 나아갔다. 1989~2002년 사이에 3만 명의 유방암 환자를 대상으로 실시되었으나 2003년 최종 임상시험에서 이 거대용량 복합화학요법은 효과 없음으로 판정되어 중단되었다.

또한 1970년대에는 암세포의 유전자와 발암기능에 관련된 특성연구도 본격화되었다. 1971년에 악성암의 중요 특성 중의 하나인 새로운 혈관의 생성(angiogenesis)이 미국 하버드의과대학의 주다 포크먼(J. Folkman)에 의해 제창되어 종양 주변의 새로운 혈관 생성 과정에 대한 연구가 시작되었고 추후 혈관생성억제를 통한 항암제 개발 연구를 촉발하게 되었다. 그리고 에스트로겐 민감성 유방암에 효과가 있는 타목시펜이 1977년 개발되었다. 이 타목시펜은 에스트로겐 수용체와 결합하여 에스트로겐의 작용을 차단하여 유방암세포의 성장을 억제시킨다. 이 성과는 암세포의 특정 대사경로를 표적으로 한 항암제의 개발이 이루어졌음을 시사하는 것으로써 기존의 세포 분열 억제 효능의 항암제와는 그 작용기전이 다른 항암제였다.

한편 암 예방 분야에서는 1967년 블럼버그(B. S. Blumberg)에 의해 B형 간염바이러스(*Hepatitis B virus*, HBV)가 분리되고 이것의 백신이 1969년 개발되면서 HBV에 의한 만성간염과 간암의 발생을 예방할 수 있는 방법이 제시되었다. 또한 1982년 위염을 일으키는 헬리코박터 파일로리(*H. pylori*)균이 호주의 마샬(B. Marshall)과 워렌(R. Warren)에 의해 발견되었으며 이 박테리아에 의한 만성위염이 위암으로 발전한다는 사실이 밝혀지면서 세균감염에 의한 일부 위암의 예방법이 수립되었다. 그리고 자궁경부암은 파파니콜라우(G. N. Papanicolaou)가 고안한 팝스미어(pap smear) 검사법이, 유방암은 유방 촬영술(mammography)이 전암단계를 포착하여 이들 암의 진행을 미리 막을 수 있는 암 예방법으로 제시되었다.

이러한 연구 성과에 의해 발암인자들의 범주에 화학물질뿐만 아니라 호르몬, 바이러스, 세균 등 다양한 물질들이 포함되는 것을 알게 되었다. 이러한 발암물질들과 이에 관련된 암종에 대한 연구가 광범위하게 실시되어 암의 예방과 조기 진단법이 점차 가능하게 되면서 암 예방의 중요성도 차츰 인식되었다.

그러나 1980년대에 이르러서야 암화과정의 기전규명이 본격화되었기 때문에 1970년대까지는 바이러스와 박테리아, 그리고 돌연변이성 화학물질들이 암화과정을 어떻게 일으키는지 알려지지 않은 상태여서 암 치료 분야에서 근본적인 지식이 한계에 달한 시기였다. 그러면서 암은 단일하지 않고 다양한 특성을 가지고 있다는 사실이 점차 인식되었다. 즉 암은 항암제에 대한 반응성과 침윤과 전이능력 등에 대해 매우 다양한 특성을 가지고 있다는 임상결과들이 보고되었다.

그러므로 1970년대까지는 암 발생의 원인으로 X-선, 검댕, 담배연기, 석면 등 발암인자들과 망막모세포종인 경우는 유전요인, 그리고 닭에서는 육종을 일으키는 라우스바이러스와 간암인 경우 간염바이러스, 자궁경부암에서는 파필로마 바이러스가 알려져 있었다. 즉 암의 발생 요인으로 크게 외인성 화학물질, 방사선, 암세포 내부의 유전자, 그리고 바이러스와 같은 외부 감염체가 파악되었다. 그러나 그 각각은 너무나 간격이 넓게 분리되어 있어서 이 요인들이 정상세포를 어떻게 암세포로 전환시키는지 통합적으로 설명할 수 있는 메커니즘이 아직 규명되지 않았다.

암화과정의 통합적인 설명에 대한 실마리는 전혀 예상치 않았던 분자생물학적인 연구에 의해 가능하게 되었다. 이 연구들은 1970년대에서 1980년대에 걸쳐 다음과 같이 이루어지면서, 암화과정의 해명에 절대적으로 기여하였다. 1970년 볼티모어(D. Baltimore)와 테민(H.M. Temin)에 의해 레트로바이러스에서 역전사효소가 발견되었는데, 이것에 의해 유전정보가 RNA에서 DNA로 역전사되는 새로운 과정과 레트로바이러스가 숙주 염색체에 삽입되어 염색체의 유전정보의 변이를 일으킬 수 있다는 획기적인 사실이 발표되었다. 즉 바이러스에 의한 발암기전이 결국 유전자의 변이를 초래하여 일어난다는 것을 보고 한 것이다.

이런 사실에 의해 레트로 바이러스와 인간종양과의 관련성에 대한 연구가 활발하게 진행되기 시작하였다.

한편 1970년 마틴(G. S. Martin), 보그트(P. K. Vogt), 듀스버그(P.H. Duesberg)

에 의해 src 종양유전자(oncogene)가 발견되었고, 이 종양 단백질은 다른 단백질에 인산화를 일으키는 카이나제(kinase) 활성이 있고, 이런 카이나제가 세포 분열을 촉진시키는 기능이 있다고 알려지면서 암화과정의 분자경로가 규명되기 시작하였다. 즉 암세포의 특성인 세포 분열에 관여하는 유전자들이 종양유전자라고 명명되면서 발견되기 시작하였다.

그리고 1976년 비숍(J. M. Bishop)과 바머스(H. E. Varmus)에 의해 src 종양유전자는 바이러스뿐만 아니라 정상세포에도 존재한다는 사실이 규명되었다. 정상세포에 존재하는 종양유전자는 원종양유전자(proto-oncogene)라 명명하였고 바이러스에는 돌연변이된 종양유전자 형태로 존재한다는 것을 제안하였다.

이런 결과에 의해 정상세포에 내재된 정상유전자인 원종양유전자가 X-선이나 외인성 화학물질, 바이러스 등에 의해 돌연변이가 되면 비정상적인 세포 분열을 일으키는 종양유전자로 활성화된다는 획기적인 사실이 "내부의 적(enemies within)"이라는 개념으로 1981년 비숍에 의해 발표되었다.

이 발견이 획기적인 이유는 암을 일으키는 종양유전자가 외부에서 침범하는 바이러스뿐만 아니라 인간세포 내에도 존재한다는 사실이었다. 그리고 그 인간세포는 암세포가 아니라 정상세포로서 종양유전자들은 정상적인 상태에서도 세포 분열이 필요할 때는 작동을 한다는 놀라운 발견이었다. 이 정상 종양유전자가 돌연변이가 되면서 걷잡을 수 없이 작동하면 정상세포도 분열을 계속하여 암세포로 암화과정이 일어난다는 것이다. 이 발견과 그에 따른 암의 새로운 해석에 의해 미로 속에서 베일에 쌓였던 암의 정체를 일부 밝힐 수 있어서 암 연구의 큰 이정표가 되었다. 그리하여 분자 수준에서 암을 해석하는 현재의 기본 개념으로 자리 잡게 되었다.

이러한 발견에 의해 1980년대에 들어와서 종양발생에 대한 보편적인 기전이 제시될 수 있었다. 즉 X-선, 검댕, 담배연기, 석면 등의 돌연변이인자와 유전요인 그리고 바이러스에 의한 암 유발 원인이 결과적으로 유전자의 변이, 특히 종양유전자의 활성화가 일어남으로써 암이 발생한다는 설명에 의해 암화과정이 유전자 수준에서 통합적으로 해석이 되었다.

이 개념을 뒷받침하는 발견으로 1982년 인간에서 처음으로 Ras 종양유전자가 와인버그(R.A. Weinberg), 바르바시드(M. Barbacid), 위글러(M. Wigler)의 연구로 보고되었다. 그리고 또 하나 획기적인 발견으로 종양유전자와 반대 기능을 가진 종양억제유전자가 발견되었다. 1986년 같은 연구그룹에 의해 인간에서 종양억제유전자(tumor suppressor gene)인 Rb유전자가 보고되었다. 이 Rb유전자는 망막아종을 비롯한 여러 종류의 암종에서 돌연변이가 일어나서 종양발생의 억제기능이 상실됨으로써 암화과정이 일어난다는 발견이었다. 즉 이 발견에 의해 종양의 발생에 종양억제유전자의 불활성화가 관여한다는 이론이 수립되었다.

따라서 1980년대에는 종양발생이 종양유전자의 활성화와 종양억제유전자의 불활성화에 기인한다는 이론이 핵심적인 기전으로 자리 잡게 되었다. 즉 암 발생이 정상세포가 이미 가지고 있는 정상 유전자들의 돌연변이에 의해 비정상적으로 유전자의 발현이 조절되면서 일어난다는 사실이 정립되었다. 이렇게 화학 발암물질이나 바이러스 등 다양한 요인들이 결과적으로 세포 내 유전자의 변이를 유발하여 암이 발생한다는 학설이 수립된 것이다. 그리고 그 유전자의 변이는 주로 종양유전자와 종앙억제유전자에서 일어난다는 사실을 알게 되었다.

1980~1990년대에는 이 종양유전자와 종양억제유전자에 암 연구가 집중이 되어 많은 종류의 종양유전자와 종양억제유전자가 발견되었다(그림 20). 이들의 기능과 작용기전이 1980년에 개발된 형질전환생쥐기술에 의해 생체 내에서 규명이 되어 암화과정이 유전자 수준에서 자세히 해명되었다. 이런 연구들은 인간 종양세포에서 얻을 수 있는 극소량의 DNA을 대량으로 증폭하는 기술에 의해 가능하게 되었다. 그 기술은 PCR(polymerase chain reaction)로서 1983년 멀리스(K. Mullis)가 발표했다. 이 기술에 의해 미량의

인체 암조직에 존재하는 DNA를 증폭하여 그 염기서열을 분석하고 대량 합성 할 수 있게 되었다.

이런 성과에 의해 암화과정에서 유전자의 발현과 기능연구가 괄목하게 발전하였고, 다양한 유전자들 간의 상호 관계, 즉 유전자 간의 신호전달과정도 점차 이해가 되었다.

이와 같이 1970~1980년대에 걸쳐 뛰어난 과학자들에 의해 개발된 단일클론항체기술(1975), DNA 염기서열분석기술(1977), 그리고 PCR 기술(1983)이 향후 2000년대에 들어와 분자표적 항암제 개발의 세 가지 핵심 기반 기술이 되었다. 이 기술들이 어떻게 관여하였는지를 쉽게 설명을 하면 다음과 같다.

분자표적 항암제를 광활한 황무지에 숨어있는 적군의 은신처를 정밀 타격 할 수 있는 미사일이라고 가정해 보자. 먼저 PCR 기술은 넓은 황무지의 눈에 띄지 않는 곳에 숨어있는 사람들을 소리나 사람의 흔적을 크게 증폭시켜 은신처의 위치를 알아낼 수 있는 기술이라고 할 수 있다. 그런 다음 그곳에 숨어있는 사람이 적군인지 민간인 인지를 구분할 수 있는 기술이 DNA 염기서열분석 기술이다. 이와 같이 은신처의 위치와 그 은신처에 숨어있는 적군이 확인이 되면 그 은신처를 타격할 수 있는 미사일을 발사 할 수 있다. 이때 은신처에 정확히 도달하여 공격 할 수 있는 기술이 단일클론 항체기술이다. 이렇게 세 가지 중요한 기술들이 개발되고 약 20년이 지난 후에 새로운 항암제 개발에 널리 활용되었다.

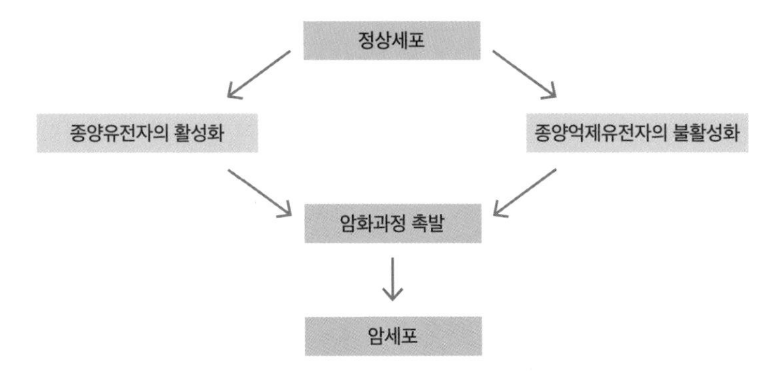

그림 20 ▶ 암의 현대적 해석 : 유전자의 변이

이러한 연구 성과에 의해 암의 진행이 여러 유전자들의 활성화와 비활성화의 다단계 과정을 거쳐서 이루어진다는 가설이 보겔슈타인(B. Vogelstein)에 의해 1988년 제안되었다. 이 다단계에 걸친 유전자들의 변이과정을 통해 암세포의 증식, 종양혈관생성(tumor angiogenesis), 세포자살의 억제, 침윤과 전이 등 악성암의 특성이 획득된다는 설명으로 암을 유전자의 이상에 의한 질환으로 해석하였다. 이러한 암의 새로운 해석에 의해 암의 실체 규명과 그 치료법 개발이 암세포의 유전자에 집중되는 현상을 낳게 되었다.

이런 성과를 집약하여 2000년에 암의 대표적인 특징 여섯 가지(The Six Hallmarks of Cancer)가 미국의 저명한 암과학자인 하나한(D. Hanahan)과 와인버그(R. A. Weinberg)에 의해 제창되었다. 즉 ① 지속적인 증식 신호의 유지, ② 증식억제의 회피, ③ 세포자살의 거부, ④ 염색체 복제의 불멸성 획득, ⑤ 새로운 혈관생성의 유도, ⑥ 침윤과 전이능의 활성화 이 여섯 가지가 정상세포와 다른 암세포의 보편적 특성으로 제시되었다. 따라서 암세포의 이러한 특성에 관련된 유전자들을 광범위하고도 세밀하게 조사하였고 이들의 변화된 기능을 차단시키거나 회복시켜 암을 치료하려는 시도가 비약적으로 추진되었다. 즉 정상세포와 다른 암세포의 특성에 관련된 유전자를 표적으로 하는 분자표적 항암제의 개발이 본격화 된 것이다.

이와 같이 발암 과정에 관련된 많은 종류의 종양유전자와 종양억제유전자, 그리고 이들의 신호전달기전과 암세포가 획득한 능력 등 많은 정보가 1990년대부터 새로운 항암제의 개발에 활용되고 있다(그림21).

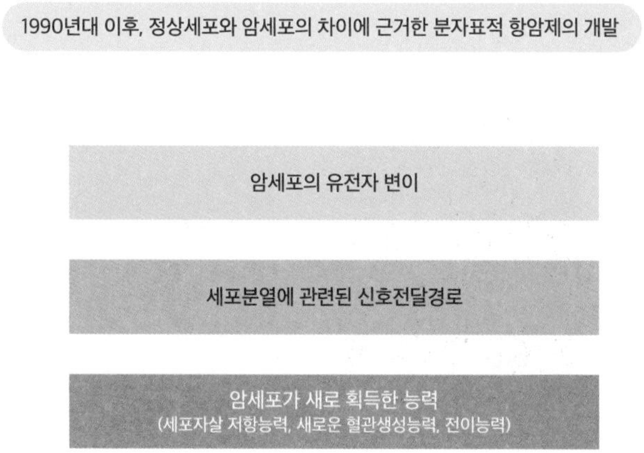

1990년대 이후, 정상세포와 암세포의 차이에 근거한 분자표적 항암제의 개발

암세포의 유전자 변이

세포분열에 관련된 신호전달경로

암세포가 새로 획득한 능력
(세포자살 저항능력, 새로운 혈관생성능력, 전이능력)

그림 21 ▶ 정상세포와 암세포의 차이

이러한 분자표적 항암제들의 개발은 2001년 미국의 콜린스(F. Collins)와 벤터(C. Venter)가 주도한 인간게놈 프로젝트(human genome project, HGP)에 의해 더욱 확장되고 심화되었다(그림 22).

2001, 인간게놈 염기서열 초안 발표

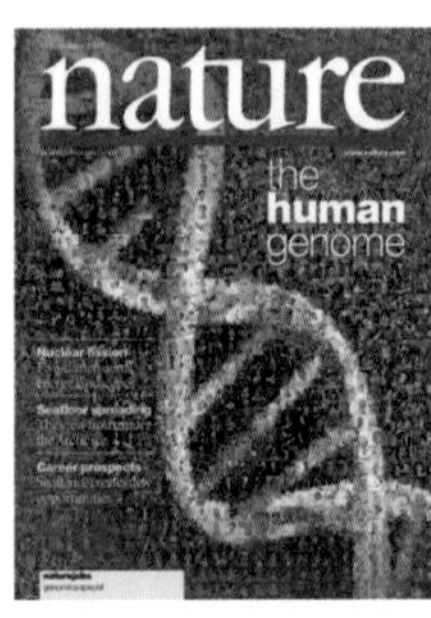

《Nature》 2001년 2월

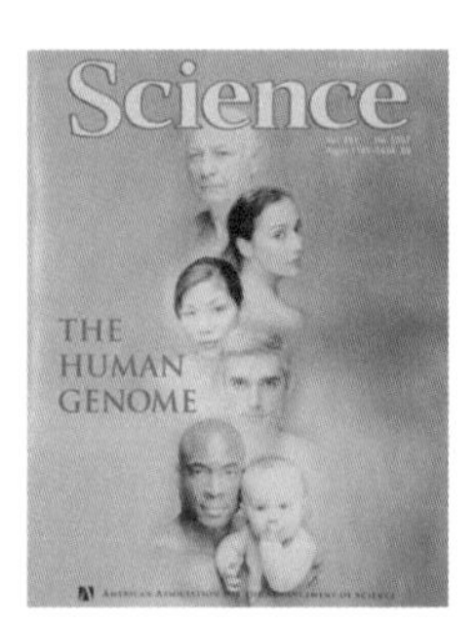

《Science》 2001년 2월

그림 22 ▶ 인간게놈 염기서열

이 HGP는 인류가 이룩한 위대한 과학적 성취 중 대표적인 것의 하나가 될 것이다. 1839년의 세포설 이후 세포 내의 유전자를 타깃으로 한 현대 생명과학의 연구 목표가 HGP에 의해 인간 유전정보의 완전한 해독으로 완결되었을 뿐만 아니라, 신의 영역으로 간주되었던 인간의 본성에 대한 과학적 해명도 마침내 열렸다고 평가되었다. 또한 암을 비롯한 다양한 인간 질병의 분자기전과 그 치료법이 HGP에 의해 가능하리라고 예상되었다. 이러한 예상에 힘입어 HGP에 의해 개발된 신속한 인간 게놈 DNA 염기서열분석 기술을 이용하여 여러 암종의 유전자 이상이 본격적으로 조사되었다.

2001년 인간게놈(유전체)의 초안이 발표되고 2003년 전체 염기서열이 알려진 후 암은 본질적으로 유전자 이상의 질환이라는 개념 하에 보겔슈타인(B. Vogelstein) 등에 의해 유방암 등 각종 암의 유전체 전체를 분석하여 2004~2018년에 걸쳐 암세포의 유전체 지도(the Cancer Genome Atlas)가 작성되고 이들 암에서 수십 종 이상의 돌연변이 유전자들이 발견되었다. 이들은 주로 카이나제효소와 전사인자, 신호전달인자 그리고 성장인자들이다.

인간 종양의 돌연변이 개수

소아암종	돌연변이 수
교모세포종	14
신경아세포종	12
급성림프구성백혈병	11
수모세포종	8

성인암종	돌연변이 수
소세포폐암	163
비소세포폐암	147
흑색종	135
두경부암	66
대장암	66
위암	53
췌장암	45
난소암	42
전립선암	41
간암	39
유방암	33
만성림프구성백혈병	12
급성골수성백혈병	8

그리고 2013년 이러한 돌연변이의 수와 돌연변이 유전자 집합이 환자에 따라 다르다는 사실이 밝혀지면서 환자에 따른 맞춤요법의 개념이 대두되었다. 이러한 돌연변이들은 암화과정에 핵심적인 역할을 하는 "운전자" 돌연변이(driver mutation)와 암화과정에 별다른 영향을 미치지 않는 "승객" 돌연변이(passenger mutation)로 나눌 수 있고 이들 돌연변이들에 대한 암화과정에서의 생리적 기능과 이들 사이의 연결 경로가 해명되었다.

따라서 앞으로 환자 개인별 유전적 변이를 신속하게 분석하여 변이된 유전자에 대한 표적 항암제들과 기존의 세포독성 항암제들을 적절하게 조합한 치료법, 즉 개개인 암의 유전적 특성에 따라 항암제들이 복합적으로 조합된 개인별 맞춤 치료법의 시대가 예측되고 있다. 이와 같이 현재의 암 연구 방향은 암을 유전적 변이에 의한 질병으로 해석을 하고, 그 유전적 변이가 암종에 따라 다르고, 또 같은 암종이라 하더라도 각 개인 환자에 따라 다르므로 환자 개인별 맞춤 치료법의 확립을 목표로 하고 있다.

이러한 목표에 한 걸음 더 다가간 연구로서 2020년 2월에 대규모 국제 연구그룹에 의한 암유전체의 염기분석결과가 발표되었다. 세계 각국의 740여 개 연구기관 1,340명의 연구자들이 참여한 Pan-Cancer Analysis of Whole Genomes(PCAWG) 컨소시엄에서 1,469명의 남성 암환자와 1,189명의 여성 암환자를 대상으로

38종의 암종에 대해 전체 유전체염기서열을 분석한 방대한 연구 결과를 발표하였다.

이 연구 결과에 의해 각종 암에서 변화된 유전자들을 탐색하고 이를 이용하여 암의 발생 기원과 암화과정, 그리고 그에 적합한 치료법을 암환자 개인별로 추진할 것이다. 이 연구는 대규모 국제 협력 연구 사업으로 많은 인력과 시간, 그리고 대규모의 연구비가 요구되는 세계적인 거대 프로젝트이다. 앞으로 이런 거대 연구 프로젝트로 암에 대한 새로운 유전정보를 확보하고 이를 활용한 맞춤형 표적항암제들의 개발이 추진 될 것이다.

이와 같이 각 시대마다 등장한 뛰어난 분자생물학자들이 이룩한 눈부신 성과에 의해 세포 속에서 유전자와 유전정보의 발현 과정이 자세히 해명이 되었다. 이런 연구의 초기에 사용한 연구 모델은 세포를 쉽게 얻을 수 있는 단세포 생명체인 대장균(E. coli)이었다. 그러나 다세포 생명체인 동식물의 세포는 그 내부가 대장균의 세포내부와 달리 핵이나 미토콘드리아 등과 같은 소기관으로 구성되어 있어서 이러한 소기관이 없는 대장균의 세포는 원핵세포라 하고 핵이 있는 동식물 세포는 진핵세포라 하여 구분이 된다(그림23). 따라서 진핵세포에 대한 연구의 필요성이 대두 되었고 이에 적합한 모델이 효모(yeast)였다. 이 효모는 단세포 생명체면서 진핵세포이기 때문에 다세포 생명체의 특성을 가지고 있어서 연구모델로 합류하게 되었다(그림24).

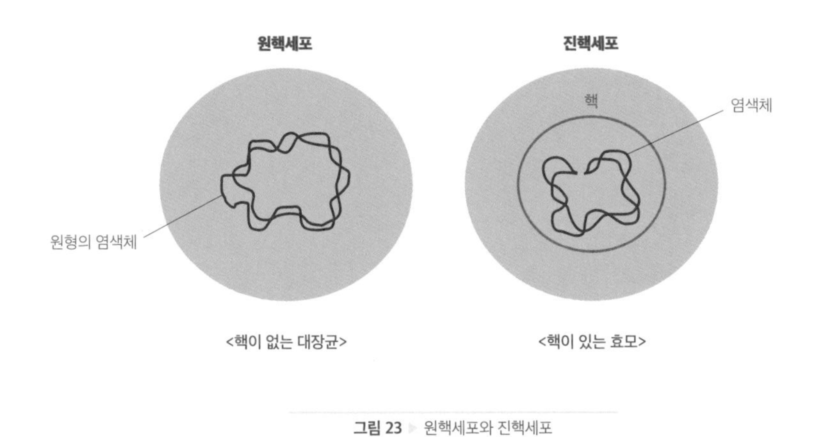

그림 23 ▶ 원핵세포와 진핵세포

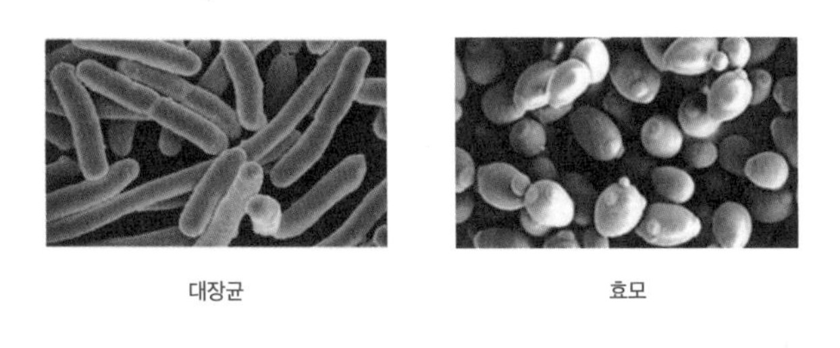

그림 24 ▶ 대장균(*E. coli*)과 효모(yeast)

그 결과 현재 분자생물학 교과서에 수록된 내용의 많은 부분이 대장균과 효모를 대상으로 얻어진 결과들이다. 이렇게 현대 생명과학은 세포를 대상으로 하여 모든 생명현상을 탐구하고자 하였고, 따라서 질병의 원인도 세포 속 이상으로 파악하였다.

이와 같이 세포설 이후 지난 180년 동안 현대 생명과학은 세포를 중심으로 분자 수준에서 광범위하고도 정밀하게 연구가 진행되었고, 그 결과 인간은 엄청난 성과를 얻게 되었다. 즉 세포라는 특정 목표를 타깃으로 설정하고 그 타깃을 향해 맹렬하게 돌진하여 그 내부를 철저하게 파헤치고 구석구석 하나도 놓치지 않고 속속들이 밝혀내게 되었다. 즉 인간이 가지고 있는 능력과 정열을 생물의 기본 단위이고 만병의 근원이 되는 이 세포라는 타깃에 쏟아부어 세포의 모든 것을 알아내게 되었다. 그리하여 수많은 질병들의 발병기전을 분자 수준에서 해명하여 그에 대한 치료제를 개발하였고, 인간 유전정보 전체를 해독하여 개별화된 맞춤 의료를 시도하고 있다.

세포 바깥의 또 다른 미로:
벽에 부딪힌 피르호의 세포병리학설

그러나 세포설에 근거하여 눈부시게 진행된 지난 180년 동안의 연구들에 의해 현대 생명과학이 오히려 세포 속에 갇히는 결과를 낳게 되었다. 특히 세포설에 매료된 독일 병리학자 피르호가 창안한 세포병리학에 의해 모든 질병의 발생 장소를 인체 내의 세포로 규정하여 세포를 미세하고 정밀하게 들여다보게 되었다. 그중에서도 가장 핵심이 된 유전자들은 이제 그 전모가 다 파악되고 개개인마다 다른 유전정보를 손쉽고 저렴하게 알 수 있는 기술의 진보가 최근에 달성되었다. 그런데도 아직 치료되지 않는 질환들이 많이 남아 있다. 그 이유는 연구 분야가 세포 속에 갇힘으로써 다세포 생명체가 발현하는 독특한 시스템적인 특성이 도외시되고 연구되지 않아서 아직 미지의 영역으로 남아 있기 때문이다.

이 시점에서 1954년에 자크 모노가 제안한 "생명현상은 단세포 생명체인 대장균과 다세포 생명체인 코끼리에게 동일하다"는 선언은 지금도 분자 수준에서는 유효하지만 현재의 확장된 지식은, 다세포 생명체에는 단세포 생명체에는 존재하지 않는 또 다른 생명현상들로 가득 차 있다는 것이 명백해졌다. 그 대표적인 생명현상이 시스템적인 특성이다. 이 시스템적 특성은 여러 세포들이 협동하고 상호 연결되어 정보를 공유하면서 독특한 성질을 나타낸다(그림25).

2020, 여러 세포로 구성된 시스템적 특성

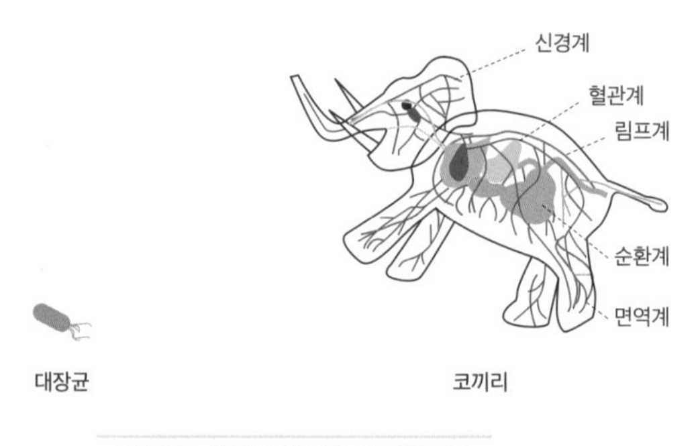

그림 25 ▶ 다세포 생명체의 시스템적 특성

즉 세포들의 집합체인 조직이나 기관으로 이루어진 다세포 생명체는 단세포에는 존재하지 않는 시스템적인 생명현상인 순환계, 신경계, 면역계 등이 존재한다. 그리고 이런 시스템적 구조와 기능의 이상이 다세포 생명체의 질병과 밀접하게 관련이 있다. 따라서 면역계통질환, 신경계질환, 대사질환 그리고 암도 이런 계통의 질환으로 파악된다. 왜냐하면 악성암도 그 말기 단계에서 혈관계와 림프계를 통한 전이를 일으켜 사망을 초래하므로 암의 치명적인 말기 증상은 혈관계, 림프계, 면역계 등의 시스템이라는 배경 아래에서 일어나는 현상이기 때문이다. 즉 전이 과정에서 암세포는 인체 내의 혈관계와 림프계를 이동통로로 사용하고, 이 과정에서 면역계를 회피할 수 있는 능력을 획득하여야 한다. 따라서 암세포의 전이는 체내에 구축된 여러 시스템과 밀접하게 연관이 되고, 이들 시스템을 바탕으로 하여 일어나는 현상이다.

그럼에도 불구하고 지금까지 암 연구를 포함한 생명과학 연구들은 극히 세분화된 환원적 접근법에 따라 단일 세포 내의 분자 수준에서 단백질과 유전자의 기능을 규명하는 데 집중되어 왔다. 따라서 세포의 다양한 주위 환경과 세포들 간의 상호 작용을 고려하지 않은 채 분자 수준 또는 단일 세포 차원에서 단백질과 유전자의 기능을 규명한 것이다. 그러나 이러한 연구들에 의해 얻어지는 극히 세분화된 정보들은 여러 세포들의 유기적인 상호 작용과 시스템적인 복잡한 생명 현상들을 전체적으로 설명하기에 한계를 나타낸다. 따라서 현재 개발된 약들도 시스템 체계의 이상으로 발생하는 질환들 - 면역계통 질환(류머티즘 관절염, 루푸스, 알레르기 등), 피부질환(아토피, 건선 등), 정신질환(강박증, 자폐증, 우울증 등), 대사질환(당뇨병, 비만 등), 염증질환(크론병) 그리고 암의 전이 등을 치료하기에는 매우 제한적이다. 분자표적 항암제를 비롯한 많은 항암제들이 암세포 내부의 분열 과정에 초점을 맞춘 것으로 암의 전이에 유효한 약물이 개발되지 못하였다. 이렇게 아직까지 해결되지 않은 많은 난치성 질환들이 존재한다. 그러므로 이러한 질병들에 대한 치료약 개발은 시스템 측면으로의 새로운 접근과 해석이 필요하다.

따라서 기존의 환원적 접근법(reductive approach)을 벗어나서 통합적 접근법(integrative approach)으로 상위단계의 시스템적인 특성과 기능을 연구하는 패러다임의 전환이 필요하다.

특히 인체에서 질병이 어느 단계에서 발생하는지 다음 그림과 같이 살펴보자. 인간을 중심에 놓고 볼 때 내부적으로 하위 단계로 내려가면 간, 폐, 심장과 같은 기관(organ)을 거쳐, 각 기관을 구성하는 조직(tissue)에 다다른다. 이 조직은 세포들이 연결되어 이루어졌다. 지금까지의 환원적 연구는 이 조직을 구성하는 세포들에 집중하여 세포 내부에서 작동하는 분자 물질인 단백질과 유전자들에 초점이 맞추어져 있다. 그런데 암과 같은 질병은 어느 단계에서 일어나는가? 간단하게 이야기하면 조직이나 기관 수준이다. 세포가 단독으로 있을 때는 아무리 많은 세포들이 있고, 그 세포 중에서 이상이 있는 것이 발생하더라도 세포가 모인 조직이나 기관이 없다면 질병이란 것 자체가 존재하지 않게 된다. 세포들이 모인 조직이나 기관 수준에서 우리 인간이 고통을 느끼고 질병이란 것을 경험하게 되는 것이다. 질병뿐만 아니라 인간 특유의 행위나 감정이나 기억 그리고 창의성 등도 세포 수준이 아니라 조직이나 기관 이상의 시스템 수준에서 발현된다. 대장균이 아무리 많더라도 인간이 느끼는 감정이나 질병이란 것을 가지고 있다고 생각되지 않는다.

한편 인간보다 큰 상위 단계를 생각해 보자. 인간은 서로 모여 사회를 이루고 국가를 형성하며 이 국가들이 모여 세계를 이루고 있다. 사람이 서로 모여 사회 시스템을 형성하면서 독특한 문화와 예술, 패션, 경제활동, 정치 등과 같은 여러 사회 현상을 나타내게 된다. 우리 한국을 예를 들면 5천만 명이 한반도에 모여 살면서 서로서로 연결되고 의존하면서 이루어 낸 한민족 특유의 문화와 정치, 경제 활동이 있다. 그런데 이 5천만 명이 각각 흩어져서 무인도에 한 명씩 살고 있다고 가정을 하면 이런 독특한 사회현상이 생길 수 있을까. 당연히 없을 것이다. 경제활동도 없고, 대표를 선

출할 정치 현상도 없고, 당장 밖에 나갈 때 무슨 옷을 입을까 걱정할 필요가 없으니 패션 산업 자체가 생기지 않을 것이다.

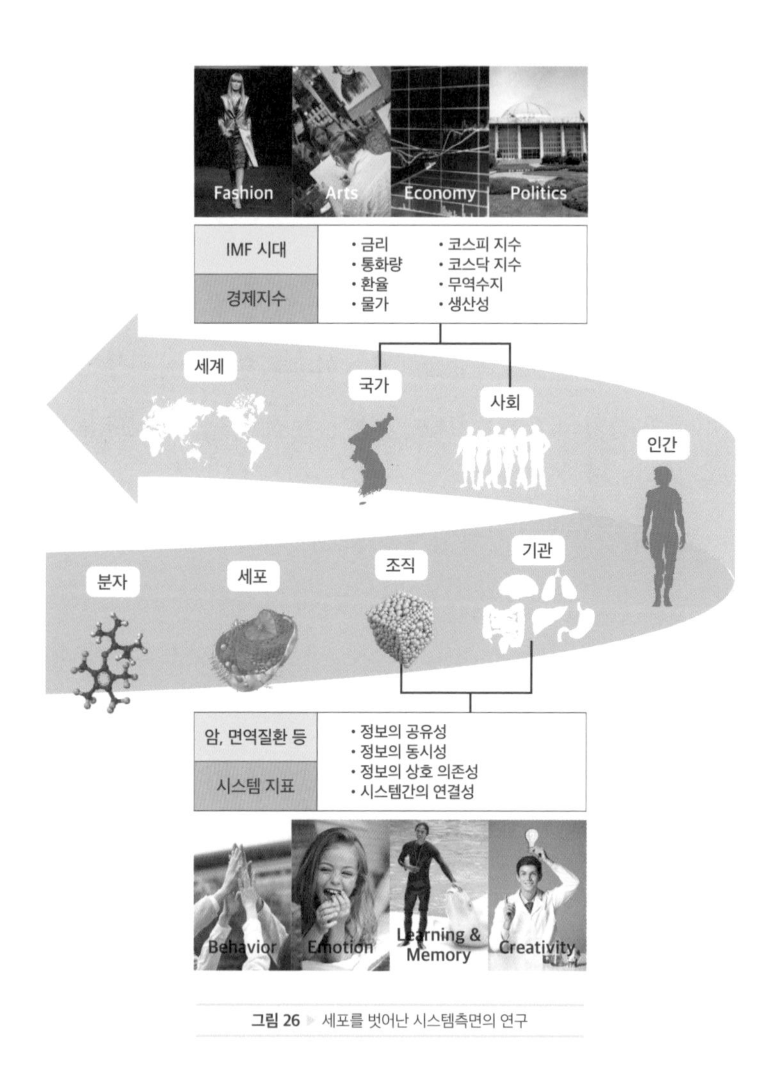

그림 26 ▶ 세포를 벗어난 시스템측면의 연구

이런 가정하에 IMF와 같은 경제 위기가 닥친다고 했을 때 정부와 경제를 관장하는 기관에서 이 난관을 어떻게 대처할까. 경제 쪽은 문외한이라 잘 모르긴 하지만 정부나 한국은행 같은 곳에서 경제 전반을 아우르는 금리, 통화량, 환율, 물가 등을 조정하여 경제 전반의 흐름을 개선하려고 할 것이다. 우리 사회를 이루는 5천만 명의 각 개인에 일일이 간섭하고 지시하여 경제를 개선시키려고 하지는 않을 것이다. 물론 금리를 조절함으로써 각 개인의 경제 활동에 지대한 영향을 미치게 되지만 그렇다고 직접 각 개인에 개별적으로 지시하는 것이 아니라 국가 전체적으로 경제 지수들을 컨트롤할 것이다. 즉 인간이 이룬 사회 현상의 해결 방안은 사회현상으로 대처를 해야 가능할 것이다.

이와 마찬가지로 인간의 질병도 암과 같이 조직이나 기관과 같은 수준에서 발생하는 것은 그 수준에서 다루어야 제대로 대처가 가능할 것이다. 그러나 지금은 그 하위로 내려가서 세포에 집중하고 다시 그 내부의 유전자 변화에 초점을 맞추고 있는 것이다. 그래서 연구의 대상을 세포 이상의 상위 단계인 시스템적 특성으로 올라올 필요가 있다. 지금 진행되고 있는 유전자 중심의 연구를 지속하면 그 결과로 얻어지는 데이터 수는 어마어마하고 복잡성은 상상하기 어려운 정도가 될 것이다. 설사 데이터 사이언스 기술이 도입된다 하더라도 해법을 찾기가 어려워지고 복잡함

속에 함몰될 수도 있다. 이를 암시하는 최근의 연구 결과가 2020년 2월에 PCAWG 컨소시엄에서 발표되었다. 그 결과는 2,658명의 암환자의 전체 염기서열을 분석한 방대한 연구 자료이다.

이런 극단적으로 세밀한 분자 수준의 분석적 접근이 유일한 암 치료법인가를 반문해 볼 필요가 있다. 우리 사회에서 심각한 경제불황이 닥쳤을 때 사회구성원 각각의 경제활동을 분석하여 접근하기보다는 중앙은행에서 시중금리라든가 환율 등을 심사숙고하여 결정하지 않는가. 같은 맥락으로 암을 이해하고 치유하기 위해서 각종 암환자 개개인의 특정 암세포의 유전적 변이에 초점을 맞추기보다 암세포를 비롯한 정상 세포들이 이루는 조직차원 이상의 시스템을 규명할 필요가 있다.

그러면 시스템 차원의 연구는 어떻게 해야 하는가. 그 접근 방안은 시스템이 어떻게 작동하는지를 알기 위하여 조직 수준 이상에서 일어나는 생체 정보의 동시성, 생체 정보의 공유성과 그 범위, 조직 특유의 고유성 그리고 시스템의 상호 연결성과 상호 의존성 등이 연구의 대상이 될 수 있을 것이다. 즉 이런 시스템을 관장하는 지표들이 새로운 연구 영역이 될 것이다.

다음 그림27과 같이 세포로 구성된 특정 조직이 같이 행동하기 위하여 그 특정조직 내의 세포사이에는 정보를 동시에 공유하면서 다른 조직과는 경계를 가지고 독특한 고유성을 나타낸다. 이때의 연구 대상은 개별단백질이나 유전자가 아니라 조직 내 세포 간 정보가 어떻게 공유되며 동시적으로 작동하는가?, 그 정보의 범위가 어디까지인가? 같은 정보의 흐름과 상호 연결성이 연구의 대상이 될 것이다. 이러한 정보의 흐름도에는 인체 내에 무수히 존재하는 미생물과의 정보교환도 포함이 될 것이다. 최근의 연구 결과에 의하면 장내 세균(bacteria)들이 인간의 다양한 질병들과 관련이 있다는 사실이 명백하게 밝혀지고 있다. 인체에는 세균뿐만 아니라 바이러스(virus), 진균(fungi), 그리고 고세균(archaea) 등 수천 종 이상의 미생물들이 피부부터 가장 깊숙한 내부 공간까지 구석구석에 서식하고 있다.

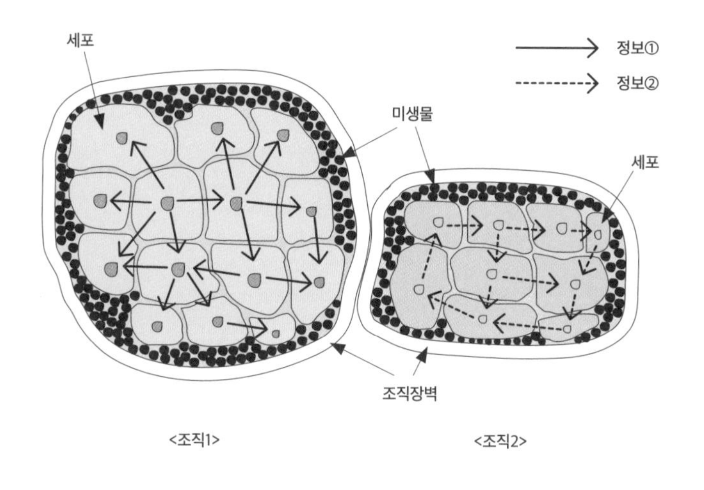

그림 27 ▶ 특정 조직의 생체 정보 지도

따라서 이들과의 정보 교환은 불가피하게 일어날 것으로 예상된다. 이렇게 이루어진 각 조직별 독특한 생체 정보의 지도에 의해 특정 조직의 고유성이 발현 될 것이다.

이러한 생체 정보 지도를 암 연구에 도입하면 기존의 유전 정보를 기반으로 한 항암 치료법과는 다른 새로운 치료법이 탄생할 가능성이 있다.

따라서 앞으로는 피르호가 주장한 세포 속만 들여다보기보다는 그보다 상위의, 세포와 세포, 세포와 미생물 사이의 상호 작용으로 이루어진 좀 더 거시적인 조직 및 기관 차원의 시스템적 특성으로 눈을 돌려야 할 때이다. 그렇게 함으로써 아직 해결되지 않은 인체 시스템 체계의 이상에 의한 질환들을 해결할 수 있는 방안이 마련될 것이다.

세포 바깥으로의 연구:
상호 연결과 상호 의존성의 관점으로

그러면 세포를 탈피한 좀 더 거시적인 관점이란 무엇인가? 시스템 차원의 생명과학 연구는 어떻게 할 수 있는가? 그 시작의 실마리는 상호 연결성, 상호 의존성의 관점이다.

앞에서 예를 든 항생제를 먼저 살펴보면 "특정 세균을 어떻게 없앨 수 있을까?"에서 "우리 몸 구석구석뿐만 아니라 지구상의 모든 곳에 퍼져있는 미생물과 어떻게 공생할 수 있을까?"로 우리의 관점을 확대시킬 수 있다.

앞의 항생제의 춤을 항생제 내부 구조에서 벗어나 항생제와 세균과의 공진화에 따른 좀 더 넓은 의미의 춤을 상정해보자. 여기에는 항생제와 세균과의 관계뿐만 아니라, 다른 동식물 그리고 인간과의 관계도 포함시킬 수가 있다. 왜냐하면 우리 몸은 약 10조 개의 세포와 그 열 배에 해당하는 100조 개 이상의 미생물로 이루어진 복합 생명체로서 피부에서 체내 깊숙한 곳에 이르기까지 수많은 미생물들이 우리 몸의 세포들과 서로 정보와 생리 활성 물질들을 주고 받는 공생의 관계에 있기 때문이다. 그런데 항생제들은 병원균뿐만 아니라 우리 몸속 내장의 유익균에도 항균 작용을 나타내어 장내미생물 생태계의 교란이 일어나고, 이에 따라 건강상 여러 문제가 일어날 수 있다는 사실이 최근의 연구 결과에 의해 밝혀지고 있다. 장내미생물과 관련된 질병은 매우 다양하여 크론병 등 염증질환, 알레르기 등 면역질환뿐만 아니라 아토피 등 피부질환, 비만, 노화 그리고 우울증, 자폐증 등의 정신질환도 포함이 된다. 이에 대해 미국 스탠포드 의과대학의 소넨버그는 그의 저서 《건강한 장이 사람을 살린다》에서 장내미생물의 중요성을 역설하였고, 최근 미국을 비롯한 과학 선진국에서 인간게놈 프로젝트 이후 유전체 염기서열분석기술을 활용한 인간 미생물 게놈 프로젝트(human microbiome project, HMP)가 가동되고 있다. 따라서 우리는 세균을 병원균으로만 파악하여 박멸해야 한다는 좁은 시야에 갇혀 있어서는 안 될 것이다. 수많은 세균은 우리 몸의 많은 부분을 차지할 뿐만 아니라 우리 몸의 세포들과 공생하고 있다.

눈을 돌려보면 우리 주위의 공기, 토양, 강, 바다 등 지구상의 모든 곳에 수없이 많은 미생물로 가득 차 있다.

미생물의 수가 얼마나 많은지 지구상에 존재하는 여러 생명체들의 수와 비교해 보면 쉽게 가늠할 수 있다. 전 세계 인구는 대략 80억(8×10^9)명 정도이고 동식물은 약 1×10^{21}개체라고 추정이 된다. 이에 비해 세균, 진균, 바이러스 등 미생물은 1×10^{31}개라고 추산된다. 이 숫자에서 보듯이 인간과 동식물을 다 합하여도 미생물의 수에는 비교 할 수 없을 정도로 미미하다. 따라서 이 지구상에서 생물의 거의 대부분은 미생물이고 인간을 비롯한 다세포 생명체들은 0.001퍼센트도 안 되는 극히 소수에 불과할 따름이다. 즉 우리는 미생물의 대양속에 살고 있는 셈이다(그림28).

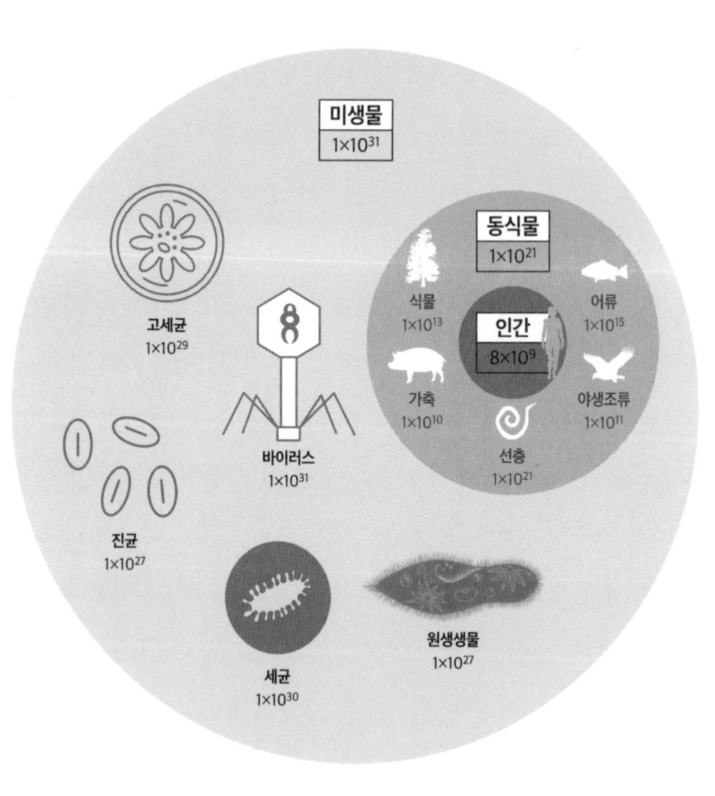

그림 28 ▶ 미생물의 바다 속에 사는 인간과 동식물

미생물 생태학과 상리공생을 연구하는 프랑스의 마르크 앙드레 슬로스가 최근에 발간한 《혼자가 아니야》에서 인간을 포함한 이 지구상의 동식물들이 미생물과 다양한 공생관계를 이루고 있어서 사실상 모든 생명체들이 혼자가 아니라 미생물들과 함께 살고 있음을 보여주었다. 토양 속에는 식물의 뿌리에 미생물인 균류들이 공생하여 서로 영양분을 제공해 주고 있다. 또 소와 같은 초식동물들도 위에 서식하는 미생물들과 상리공생 관계를 이루고 있다. 그리고 바닷속의 생물인 산호나 어패류에도 공생하는 미생물들이 있고, 땅위의 곤충들도 여러 종의 균류나 박테리아들과 공생 관계에 있다. 그러므로 이 세상의 모든 생명체들은 독립적으로 생존할 수 없고, 서로 연결된 거대한 네트워크를 형성하면서 상호 의존적으로 살아가고 있는 것이다.

그러나 지금까지의 항생제 개발에 관련된 과학기술은 극히 세분화된 특정 타깃, 즉 특정 병원균을 박멸할 수 있는 항생제를 목표로 하고, 이를 손에 넣을 수 있는 구체적인 과학 기술을 발전시켜 그 특정 항생제를 확보하였다. 그런 다음 그 특정 항생제가 나타내는 항균작용을 극대화시키는 세부적인 과학 기술의 달성이 후속으로 일어나게 된다. 따라서 목표와 이를 실현시킬 과학기술들이 특정 항생제와 특정 항균 작용에 초점이 맞추어져 극히 세분화되고, 다른 미생물에 미치는 영향은 도외시되어 보는 관점이 매우 한정되고 분리되어 있다는 점이다. 그러나 이제는 사람과 미생물들이 서로서로 영향을 미치는 공생관계이고, 긴밀한 생태적 연결고리 축에 맞물려 있다는 사실이 명확하게 되었다.

생명체의 춤은 군무다

150년 전 파스퇴르와 코흐에 의해 밝혀진 '세균이 인간의 질병을 일으키는 부정적인 존재로서 박멸의 대상'이라는 직선적이고 단선적인 관계에서 벗어날 필요가 있다. 이제는 내 몸이 미생물과 공생 관계에 있는 복합 생명체이고, 내 주위가 미생물로 가득 차 있는 미생물의 바다에서 우리가 살고 있다는 관점으로 전환할 때다. 그렇게 하여 모든 것이 연결되어 있고 상호 의존적인 둥근 고리 모양의 관계로 인식을 바꿀 때가 된 것이다.

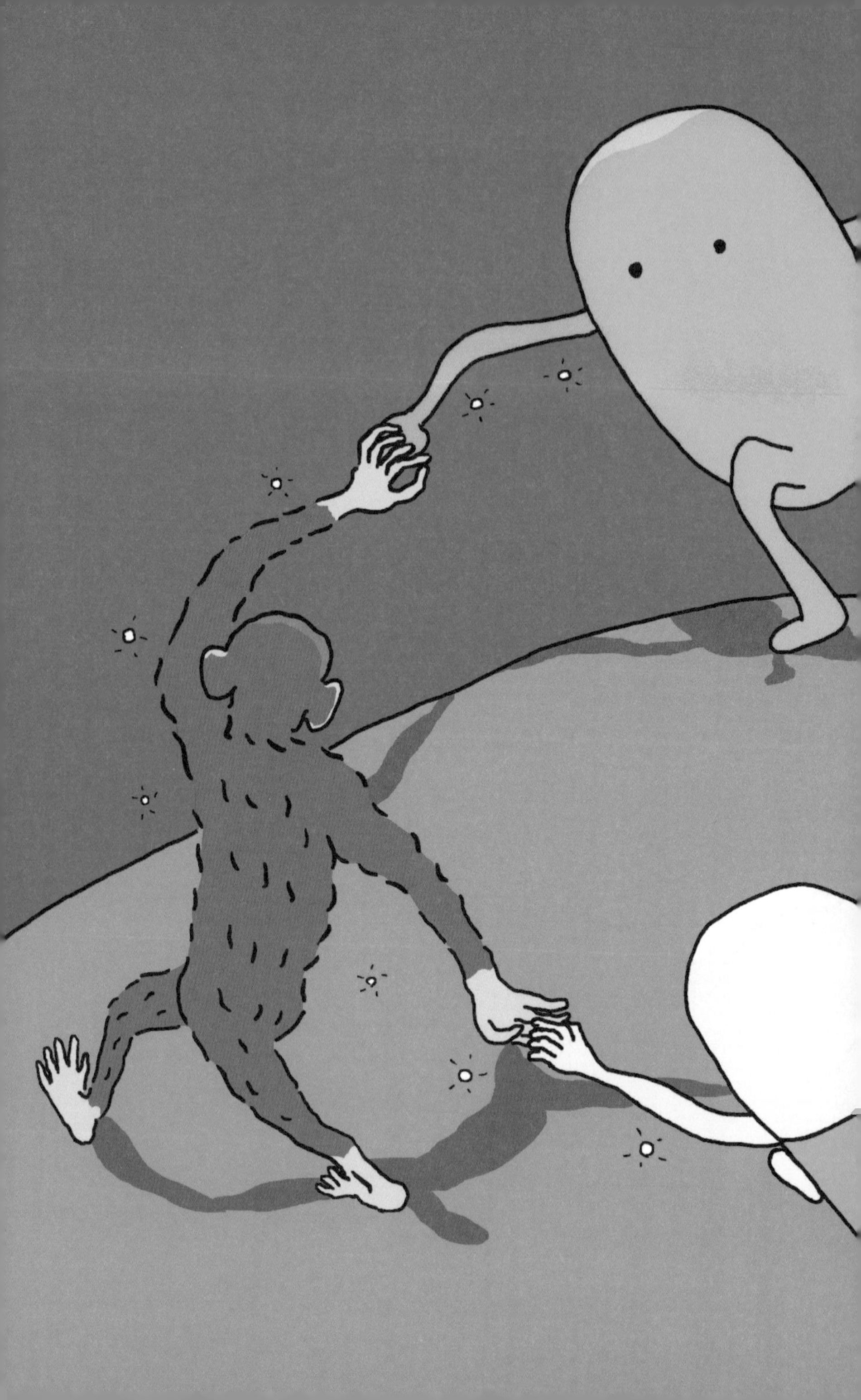

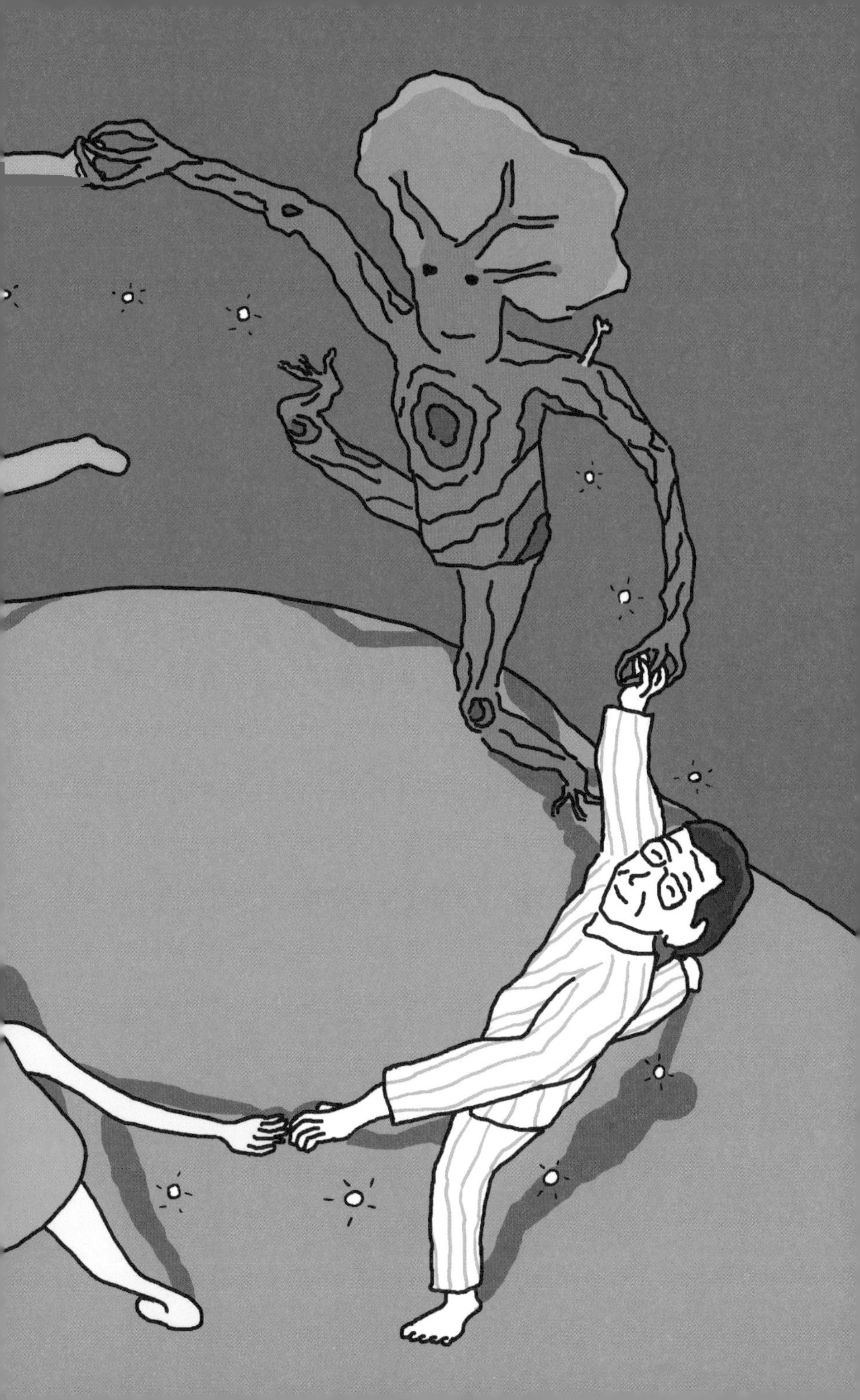

이런 사고의 전환에 따라 항생제와 세균을 둘러싼 자연생태계를 포함하여 넓은 시야에서 항생제와 세균의 새로운 춤을 상상해 보길 권한다. 이때의 춤은 여러 생명체들이 같이 춤추는 군무의 형태가 될 것이다.

둥글고 서로 연결된 군무의 형태는 항생제의 춤을 한 단계 크게 진화시킨다. 그리고 그 상호 연결성 속에서 우리 인간도 그 혜택을 계속 누릴 수 있을 것이다.

항암제의 경우도 “암세포의 증식을 어떻게 차단할 수 있을까?”에서 “암이 혈관계와 림프계를 통해 인간 체내의 여러 곳으로 전이하는 것을 세포로 이루어진 시스템 측면에서 어떻게 해석할 것인가?”로 바꿈으로써 새로운 해결책을 모색해 볼 수 있을 것이다.

즉 암조직 중에서도 암세포를 주 대상으로 하는 현재의 관점에서 좀 더 확대하여 암세포와 주변 환경 그리고 인체 내 시스템들과의 상호 관련성과 상호 의존성을 연구할 필요가 있다. 이런 새로운 개념은 최근에 확립된 것으로, 암조직도 암세포만으로 이루어진 것이 아니고 그 속에는 혈관세포, 섬유아세포, 지방세포, 면역세포 등 다양한 정상세포들도 포함된 복합구조를 이루고 있다. 따라서 여러 종류의 세포들이 상호 작용하면서 대사물질의 생산과 이동, 생존에 필요한 영양성분과 산소의 공유 등이 일어난다. 이러한 암조직의 환경을 미세환경이라고 정의하고, 이 종양미세환경을 연구해야 암이 어떻게 악성화 과정을 거치며, 주변 조직으로 침범하고, 혈관과 림프관을 통한 전이가 일어나는지 규명할 수 있음을 새롭게 알게 되었다.

암조직에서 핵심세포인 암세포만을 연구하는 관점에서 암세포와 정상세포 간의 상호 작용과 상호 연결성, 그리고 이들 세포에 의해 구축된 산소농도 등의 환경 요인을 동시에 연구할 필요성이 현재 강하게 대두된 것이다. 여기에는 체내 미생물과의 관련성도 포함되어야 할 것이다. 이런 연구 추세에 따라 최근에 국내외에서 종양미세환경을 연구하는 센터와 학술단체가 창립되었다.

그렇게 하기 위해서는 세포로 구성된 시스템의 특성을 먼저 이해해야 한다. 앞의 그림26, 27과 같이 세포와 세포가 어떻게 연결이 되어 시스템을 구축하고 시스템적 특성이 발현되는가? 그리고 정상세포와 달리 암세포가 이런 시스템과 어떤 연결성을 가지고 있는가?와 같이 질문의 타깃이 세포 내부를 벗어나 세포 바깥의 주변 환경과 인체 시스템을 살펴볼 필요가 있다. 그렇게 하여 앞에서 제안한 세포와 세포, 그리고 세포와 미생물 사이에 일어나는 정보의 흐름을 파악할 수 있는 생체 정보 지도를 작성

할 수 있을 것이다.

현재의 생명과학 관점에 이러한 상호 연결, 상호 의존적인 관점이 더해지면 앞을 가로막은 벽을 넘어서고 미로에서 길을 찾아 빠져나올 수 있을 것이다. 앞의 항생제의 춤을 군무 형태로 바꿀 것을 제안한 것과 같은 맥락이다. 우리가 세포 속을 빠져나와 좁은 시야에서 벗어난다면, 그로 인해 세포들이 구축한 다양한 상호 연결망을 바라볼 수 있게 되면, 아직도 남아 있는 암의 미로 속 어둠의 영역에도 빛을 비추어 조망해 볼 수 있을 것이다.

암을 어떻게 해석할 것인가:
세균과 유사하게 독자적으로 움직인다

이러한 상호 연결성의 관점에서 보았을 때 독자적인 행동을 하는 암세포는 세균과 많은 점에서 유사성이 나타난다. 대표적으로 주변의 신호를 무시하고 계속 분열을 유지한다는 점과 항암제와 항생제를 극복하고자 하는 내성의 관점을 비교해 보아도 그 유사성을 잘 알 수가 있다. 즉 암세포는 정상세포와 달리 생존하기 위해 세균과 같이 지속적으로 분열을 한다. 그리고 그 지속적인 분열을 억제시키는 항암제에 대해 세균이 항생제에 내성을 나타내는 것과 같이 내성을 발현시킨다. 그 내성기전은 항암제나 항생제를 분해시키거나 세포 밖으로 배

출시키기도 한다. 또한 항생제나 항암제의 타깃을 세균이나 암세포가 스스로 변형시키는 등 매우 유사하게 약물에 대한 내성을 획득한다. 이렇게 내성을 획득하는 근본적인 이유는 생존을 지속하고자 하는 원초적인 몸부림이다. 이렇게 암세포도 세균과 같이 생존을 위한 몸부림을 스스로 가지려고 한다. 이런 점에서 암세포는 단세포인 세균과 같이 다세포로 이루어진 시스템적 상호 연결성에서 독립되었다는 유사성을 나타낸다.

몸의 정상적인 세포들은 혈액 속의 혈구세포들을 제외하고는 서로 밀접하게 촘촘히 연결되어 상호 정보를 교환하면서 긴밀하게 같이 행동을 한다. 이것이 다세포 생명체의 시스템적 특성이다. 이 시스템적 특성은 단세포의 독립적인 행동과는 전혀 다른 것이다.

아주 오랜 옛적에, 아마도 수십 억 년 전에 단세포들이 모여 다세포 생명체가 출현하면서 독립적으로 움직이면서 생존하는 단세포들과는 달리 다세포 생명체에서는 그 자리에 가만히 있어도 세포 생존에 필요한 산소와 영양분을 혈관을 통해 공급해 주는 시스템을 구축하게 되었다. 체내의 모든 세포들이 제자리에서 자기에게 주어진 역할을 하고 그 대신 생존 물자들은 공급해 주는 시스템을 구축한 다세포 생명체가 탄생하였을 것이다.

즉 인간의 몸과 같이 수십 조 개의 거대한 수의 세포들이 모인

체계에서는 개별 단세포로의 활동은 멈추고 각자의 위치에서 필요한 기능을 나타내도록 정교하고도 정밀하게 정보를 주고받으면서 조절되고 있다. 세포들이 한자리에 가만히 있어도 생존에 필요한 산소와 영양분은 혈관계(vascular system)라는 순환 시스템으로 공급해 주고, 외부에서 침입한 세균으로부터 보호해 주는 림프계(lymphatic system)와 같은 면역 시스템이 있어서 각 세포들의 생존을 보장해 주는 대신 전체적인 조절은 신경계(nervous system)가 관장하여 조직 또는 기관으로서 작동한다. 이들은 조화롭게 다세포 생명체를 구성하고 있다(그림29).

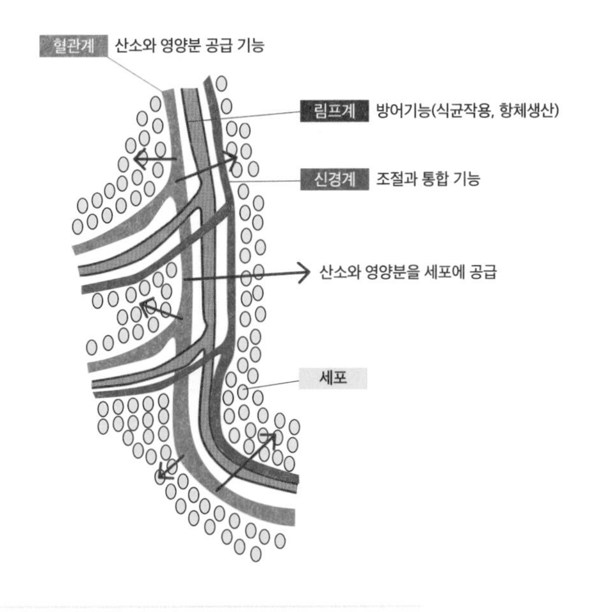

그림 29 혈관계, 림프계, 신경계와 우리 몸의 세포들

따라서 이 세 가지 시스템들은 우리 몸 구석구석에 빈틈없이 도달하여 모든 세포들이 원활하게 생존하고 작동하는 역할을 수행하고 있어서 우리 몸의 모든 세포들은 이 세 가지 시스템 부근에 붙어서 살아가고 있다. 여기서 조금 멀리 떨어지면 산소와 영양분이 부족하여 죽게 된다.

다세포 생명체인 인간,
단세포의 특성으로 회귀하는 암

이와 같이 정상적인 세포들은 다세포 생명체의 일원으로서 살아가고 있지만, 여기에 반기를 든 세포들은 잠재된 단세포의 특성을 회복한 암세포들이다. 이 암세포들은 독자적으로 행동하기 때문에 그 분열도 왕성하게 일으키고, 이 왕성한 분열을 감당하기에 필요한 산소와 영양분을 공급받기 위하여 새로운 혈관도 만들 수 있는 능력을 회복한다. 이런 혈관 생성 능력도 암세포가 되면서 새로 얻어진 것이 아니라 발생 초기 단계부터 이미 가지고 있던 능력이다. 다 성장한 후에는 이런 혈관 생성능력이 발휘되지 않도록 숨겨져 있을 뿐이다. 그러다가 단세포로 성질이 변하면서 그 능력이 되살아난 것이다.

이러한 시스템에서 벗어나 단세포 본래의 성질을 다시 획득한 암세포들이 출현하는 것은 여러 단세포의 집합체인 다세포 생명체에서는 피할 수 없는, 숙명적인 일이다. 이런 단세포 특성을 가진 암세포들은 어떠한 환경에서도 생존할 수 있는 생명체 본연의 강력한 힘을 가지게 된다. 마치 박테리아가 항생제가 난무하는 극한의 위기 상황에서도 내성을 획득하여 생존하듯이 암세포도 강력한 세포 독성을 가진 항암제에 내성을 획득하면서 체내 그 어떤 세포보다도 강인한 생명력을 가지게 되는 것이다. 그러나 어떻게 해서 그 세포 특성이 바뀌어 암이 되는지는 아직 미로 속에 있다. 현재까지의 암 연구에서는 정상세포 내에 가지고 있는 유전자들의 기능 변화로 생각한다.

이러한 유전적 변이를 통해 어떻게 해서 다세포 특성에서 단세포 특성으로 바뀌는가에 대해서는 현대 생명과학이 아직 해명을 잘 하지 못하고 있다. 왜냐하면 지금까지의 핵심 연구대상이 세포 중심으로 이루어져 왔기 때문에 수많은 세포의 집합체인 다세포 생명체의 시스템적 특성인 상호 연결성과 상호 의존성에 대해서는 무지한 것이다. 그래서 시스템을 통한 협력과 통제를 벗어나 왜 암세포가 독자적인 행보를 보이는지 잘 모르고 있다. 앞으로는 다세포 생명체의 형성과 그 유지를 위한 시스템의 구축 그리고 시스템의 조절 등 단세포에서 벗어나서 다세포로 이루어진 상위 시스템에 대한 연구가 더 진행되어야 우리가 그 해답을 얻을 수 있을 것이다. 그렇게 되면 이를 바탕으로 단세포의 특성을 가진 암에 대해서도 그 실체를 좀 더 규명할 수 있고, 그에 따라 그 해결책도 한층 가시화될 수 있을 것이다.

다세포 생명체는 어떻게 보면 단세포 바다 위에 떠 있는 조그마한 섬들에 불과하다. 왜냐하면 우리 몸뿐만 아니라 우리 주위의 모든 곳에, 땅속과 물속 그리고 공기 속을 비롯한 이 지구 전체에 눈에 보이지 않는 단세포의 미생물로 가득 차 있기 때문이다.

암세포들도 인체 내에 무수히 존재하는 미생물과의 정보교환을 통해 세균과 유사한 단세포로 되돌아간 것인지도 모른다. 그러므로 인간의 몸에 나타난 암은 조직화된 다세포 생명체로부터 태초의 단세포 생명체로의 강력한 회귀의 몸짓이다. 이 세계를 이루는 단세포 생명체들인 세균의 바다로 다시 회귀하여 그 일원이 되고자 하는 원초적인 생명력의 소산으로 보인다. 더 이상 조직화되고 특수한 개체 속의 일원으로 생존하기를 거부하면서. 마치 연어가 멀고도 힘든 여행 끝에 마지막 힘을 다한 사투를 벌이면서 자신이 태어난 강바닥으로 귀소하듯이. 우리가 모르는 미로 속에서 암세포는 다세포에서 단세포로의 생명의 가장 근원적인 사이클을 보여 주는 것이다.

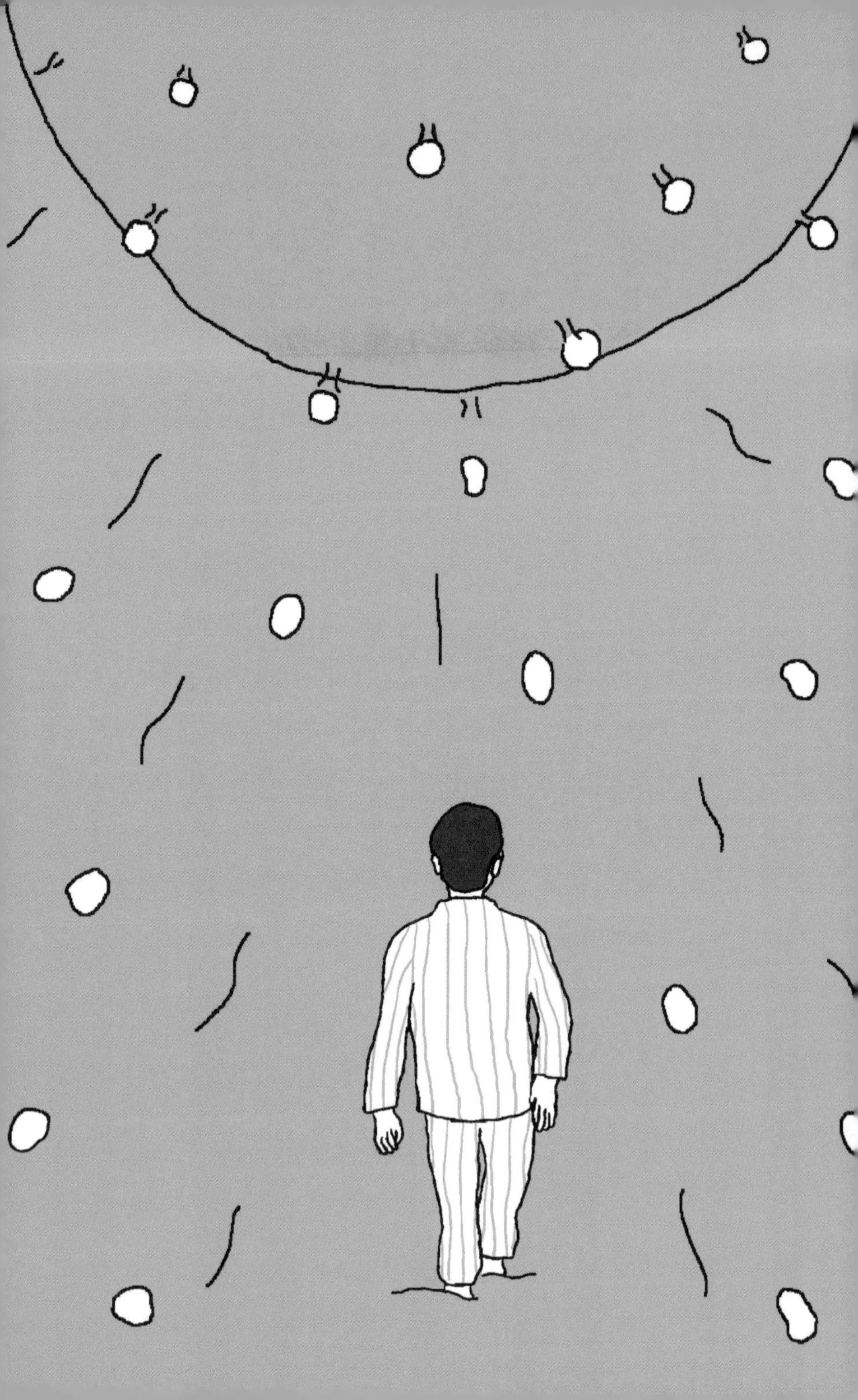

| 후 기 |

내가 연구실로 가는 이유

이렇게 내 몸에서 그 모습을 슬쩍 드러낸 암은 깊은 여운을 남기고 미로 속으로 다시 사라졌다. 맹렬한 생명력의 이면에 감추어진 정반대의 괴사 흔적을 얼굴에 남기고 언제 다시 그 모습을 보일지 아무런 단서도 남기지 않았다.

그러나 고요한 바다가 한순간에 바람이 거세게 불면 파도가 높이 일 듯이, 예고 없이 그 모습을 보일 것이다. 그리하여 미로 속에서 내 몸은 태고 적부터 이어 온 단세포에서 다세포 생명체로 그리고 다시 단세포로 회귀의 사이클을 반복하면서 그 무한한 생명의 춤을 이어 가고 있다.

비 오고 난 후 맑게 갠 가을날 오후 연구실을 나와 관악산 숲 속을 천천히 걸어보자. 비 온 뒤 물기 머금은 검은 나무 기둥 사이로 나뭇잎 위에서 찬란하게 반짝이는 햇빛, 소리 없이 떨어지는 낙엽들, 짙게 물든 단풍들, 그리고 새소리, 잎사귀 부서지는 발소리, 나무와 풀들의 생기 넘치는 냄새, 서늘하면서도 상쾌한 피부의 느낌, 이 모든 것들이 시시각각으로 변해가는 주위의 환경에 따라 반응하는 내 몸의 다양한 조직세포들과 연결이 되어 있다. 이것은 여러 종류의 감각세포들과 이를 인지하고 통합하는 두뇌세포들의 네트워크로 이뤄지는 생명현상이다.

이때 외부 환경에 반응하는 내 몸속의 세포들이 얼마나 다양한지 놀라게 된다. 눈, 코, 귀, 피부의 감각세포들과 머릿속 신경세포들의 모습을 한번 상상해 보자. 그 모습들이 얼마나 독특하고 다양한지에 깜짝 놀라게 된다. 이 세포들의 아름답고 경이로운 모습이 윈저 철튼(Windsor Chorlton)이 2004년 출간한 《인체의 신비: 경이로운 몸속 여행》에 여러 영상 장비로 촬영한 놀라운 이미지로 가득 차 있다. 우리 몸을 구성하는 수많은 세포가 탄성을 자아내는 신비로운 모습으로 상상 밖의 세계를 이루고 있다. 그리하여 그 각각의 세포들이 내 몸속에서 또 하나의 우주를 구축하고 있다는 사실을 절감하면서 그 매혹적인 다양성에 감탄하지 않을 수 없다. 그러나 내가 보고 느끼는 주변의 다양한 생명체들, 나무, 풀, 하늘을 나는 새, 흙 속의 벌레와 무수한 미생물들을 바라보면 그 다양성과 복잡함에 더욱 놀라게 된다.

생명체는 어째서 이렇게 다양한가? 이에 대한 생각이 꼬리를 물면서 생명의 다양성, 무한성을 연상하게 되고 프리먼 다이슨(Freeman Dyson)이 쓴 《무한한 다양성을 위하여》를 떠올리게 된다. 이 책은 이론물리학자인 저자가 1985년 영국 애버딘 대학교에서 행한 일련의 강의 내용을 보완하여 출판한 것이다. 프리먼 다이슨은 영국 출신으로 미국 프리스턴 대학교 물리학 교수였다. 그는 이론물리학자지만 전쟁과 평화에 대한 사색, 과학과 기술의 발전, 미래 사회에 대한 예견과 성찰에 대한 강연과 저술을 계속

하여 왔다.

그는 세포의 본질적인 다양성과 이러한 세포로 구성된 생명체들의 새로운 시도의 장으로 '비 오는 숲'이라는 비유를 사용하고 있다. '비 오는 숲'은 바로 무질서에 가까운 복잡한 구조의 창조성이 생명체의 다양함과 끊임없는 진화의 주요한 추진력임을 의미하는 것이다.

'비 오는 숲'이 이 책에서 이야기하고 있는 미로와 유사하다. 무수히 많은 경우의 수를 가지고 출구를 알 수 없는 미로는 생명체가 예측할 수 없는 다양한 현상들을 일으키는 비밀스러운 곳이다.

하나의 세포로부터 인간에 이르기까지 그 무한하게 다양한 변화를 보여주었던 생명이 미로 속에서 비밀스러운 역동성을 끊임없이 전개하고 있는 것이다. 그리하여 생명의 끝없이 다양한 시도가 내 몸속에서도 극적으로 펼쳐지고 있다.

이 글을 쓰고 있는 지금 시점까지도 나는 아직 완치되지 않았다. 내 몸에 나타났던 암의 정체가 무엇인지 아직 잘 모른다. 재발과 전이가 얼마나 잘 되는지도 아직 파악되지 않았다. 그래서 조심스럽게 지켜보고 있다. 다행히 3년 전인 2017년에 정년퇴임을 하였다.

그럼에도 나는 여전히 생명과학자로 살아간다. 세미나에 참석하고 연구실에 다니며 제자들을 만난다. 그 이유는 암을 좀 더 이해하고 새롭게 해석함으로써 새로운 암 치료법 개발에 보탬이 되고자 함이다. 아직 미로 속에 있는 암을 새로운 각도에서 바라보고 싶다. 인체의 시스템에서 독립하여 단세포적인 특성으로 회귀한 암세포를 세포 수준이 아니라 시스템적 측면으로 바라보면 새로운 해결책이 나올 것 같다. 그렇게 하기 위해서는 인체의 시스템적 특성을 먼저 알아야 하므로 이런 연구를 개척하는 데 힘을 보태고자 한다.

암을 경험하면서 암의 실체를 내 머릿속뿐만 아니라 내 몸의 세포와 감각, 감정을 통해서 그 일면을 절실히 알게 되었다. 그리고 치료과정에서 우리 인간이 개발한 수술법과 방사선 치료법 그리고 항암제의 본성도 깊게 체험하였다. 치료 후 내 몸에서 많은 것이 사라졌다. 후각과 미각 그리고 청각의 대부분, 또 여러 기능이 크게 손상을 받아 그 후유증이 남아있다. 그러나 사라진 부분들에 대해서는 그만큼 마음의 자유로움도 얻게 되었다. 마음이 몸의 변화에 공명하면서....

아직 내 몸에 남아 있는 신비로운 것들에 대해 감사하면서 암의 어둠 속 이면에 좀 더 빛을 비추고 싶다.

미로 속에서
암과 만나다

초판 1쇄 발행 2020년 6월 22일

지은이 김규원

펴낸이 오세룡
기획 · 편집 김영미, 박성화, 손미숙, 김정은
취재 · 기획 최은영, 곽은영
디자인 정해진(onmypaper)
고혜정, 김효선, 장혜정
일러스트 제이(manjsw70@naver.com)
홍보 · 마케팅 이주하

펴낸 곳 담앤북스
서울특별시 종로구 새문안로3길 23, 경희궁의 아침 4단지 805호
대표전화 02) 765-1251 전송 02) 764-1251
전자우편 damnbooks@hanmail.net
출판등록 제300-2011-115호

ISBN 979-11-6201-229-1(03510)

이 도서의 국립중앙도서관 출판예정도서목록(CIP)은 서지정보유통지원시스템 홈페이지(http://seoji.nl.go.kr)와 국가자료종합목록 구축시스템(http://kolis-net.nl.go.kr)에서 이용하실 수 있습니다. (CIP제어번호 : CIP2020022432)

정가 16,000원